कोविड-19
युद्ध के मोर्चे से
कहानियाँ

T0124042

www.royalcollins.com

कोविड-19 युद्ध के मोर्चे से कहानियाँ

शुई लीशैंग व वांग यूकाई

हिंदी अनुवाद : बिजू नेगी

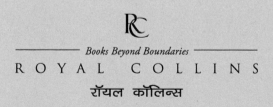

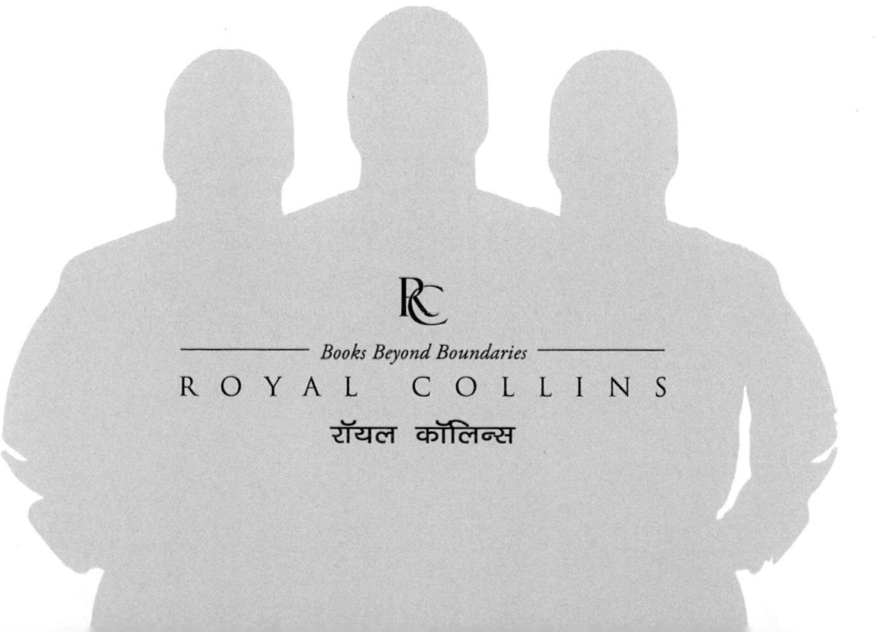

RC
Books Beyond Boundaries
ROYAL COLLINS
रॉयल कॉलिन्स

STORIES FROM THE FRONT LINE
IN THE COVID-19 WAR

Xue Lisheng and Wang Youcai
Hindi Translation: Biju Negi

First Hindi Edition 2022
By Royal Collins Publishing Group Inc.
BKM Royalcollins Publishers Private Limited
www.royalcollins.com

Original Edition © China Pictorial Press Co., Ltd.
All rights reserved.

कोविड-19 युद्ध के मोर्चे से कहानियाँ

शुई लीशेंग व वांग यूकाई
हिंदी अनुवाद : बिजू नेगी

Copyright © Royal Collins Publishing Group Inc.
Groupe Publication Royal Collins Inc.
BKM Royalcollins Publishers Private Limited

Headquarters: 550-555 boul. René-Lévesque O Montréal (Québec) H2Z1B1 Canada
India office: 805 Hemkunt House, 8th Floor, Rajendra Place, New Delhi 110 008

ISBN: 978-1-4878-0945-4

कोविड–19 युद्ध के अग्रिम मोर्चे से कहानियाँ – संपादकीय स्टाफ

china.org.cn द्वारा अधिकृत

प्रकाशन निदेशकः लू कैरोंग

प्रमुख संपादकः शुये लीशैंग, वांग यूकाई

सह संपादकः दाय फैन, झू क्वानलौंग

कार्यकारी संकलन सदस्यः फैंग युनझोंग, लियु शियाओशुए, ये शूजुन, झाओ ना, यांग जिया, यांग नैन, लियु झैन्के, लुन शियाओशुआन, झैंग लिआंग, ली जिया, बाओ हौंगजी, वांग हौंग, वू चैंगशिआंग, लिआंग हाइपो, वांग गुआनगुआन, वांग पिंग, शिऔंग यीयू, जिया यीना, लू यौंगहुआ, चैन चिन और फू यू।

प्रकाशकः यू जियुताओ

प्रबंध संपादकः फैंग युनझोंग

विशेष आभार

हुबेई को अन्हुई चिकित्सा सहयोग दल का

हुबेई को बीजिंग चिकित्सा सहयोग दल का

हुबेई को चोंगछिंग चिकित्सा सहयोग दल का

हुबेई को फुजियान चिकित्सा सहयोग दल का

हुबेई को गानसू चिकित्सा सहयोग दल का

हुबेई को गुआंगडोंग चिकित्सा सहयोग दल का

हुबेई को गुआंगशी चिकित्सा सहयोग दल का

हुबेई को ग्वीझाओ चिकित्सा सहयोग दल का

हुबेई को हैनान चिकित्सा सहयोग दल का

हुबेई को हेबेई चिकित्सा सहयोग दल का

हुबेई को हीलोंगजियांग चिकित्सा सहयोग दल का

हुबेई को हेनन चिकित्सा सहयोग दल का

हुबेई को हुनान चिकित्सा सहयोग दल का

हुबेई को भीतरी मंगोलिया चिकित्सा सहयोग दल का

हुबेई को जियांगसु चिकित्सा सहयोग दल का

हुबेई को जियांगशी चिकित्सा सहयोग दल का

हुबेई को जिलिन चिकित्सा सहयोग दल का

हुबेई को लियाओनिंग चिकित्सा सहयोग दल का

हुबेई को शिंजियांग उत्पादन व निर्माण कोर के चिकित्सा सहयोग दल का

हुबेई को निंगशिया चिकित्सा सहयोग दल का

हुबेई को पीएलए चिकित्सा सहयोग दल का

हुबेई को चिंगहई चिकित्सा सहयोग दल का

हुबेई को शान्शी चिकित्सा सहयोग दल का

हुबेई को शानदोंग चिकित्सा सहयोग दल का

हुबेई को शंघाई चिकित्सा सहयोग दल का

हुबेई को शान्शी चिकित्सा सहयोग दल का

हुबेई को सिचुआन चिकित्सा सहयोग दल का

हुबेई को तियानजिन चिकित्सा सहयोग दल का

हुबेई को तिब्बत चिकित्सा सहयोग दल का

हुबेई को शिंजियांग चिकित्सा सहयोग दल का

हुबेई को यूनान चिकित्सा सहयोग दल का

हुबेई को ज़ेजियांग चिकित्सा सहयोग दल का

योगदान

झोंगशान अस्पताल, डालियन विश्वविद्यालय से संबद्ध

बीजिंग अस्पताल

बीजिंग शिजितान अस्पताल

CARNOC.com

चीन-जापान मैत्री अस्पताल

चोंगछिंग आपातकालीन चिकित्सा केन्द्र (चोंगछिंग विश्वविद्यालय अस्पताल)

चोंगछिंग पारंपरिक चीनी औषधि अस्पताल

बीजिंग चीनी औषधि विश्वविद्यालय (बीयूसीएम) का डोंगफांग अस्पताल

पूर्व अस्पताल, टोंगजी विश्वविद्यालय

प्रथम संबद्ध अस्पताल, गुआंगझाओ चिकित्सकीय विश्वविद्यालय

प्रथम संबद्ध अस्पताल, शियान जियाओटोंग विश्वविद्यालय

प्रथम संबद्ध अस्पताल, शान्शी चिकित्सा विश्वविद्यालय

फुजियान हैल्थ न्यूज़

गुआंगडोंग चीनी औषधि प्रान्तीय अस्पताल

गुआंगडोंग द्वितीय प्रान्तीय सार्वजनिक अस्पताल

गुइलिन लोक अस्पताल

हांगझोऊ रेड क्रॉस अस्पताल

हार्बिन चिकित्सा विश्वविद्यालय कैंसर अस्पताल

जियांगसु प्रान्त अस्पताल

शिंजियांग उत्पादन व निर्माण कोर का चिकित्सा सहयोग दल

नं. 3 संबद्ध अस्पताल, चेंगदू विश्वविद्यालय का पारम्परिक चीनी औषधि (टीसीएम)

पीकिंग संघ चिकित्सा महाविद्यालय अस्पताल

पीकिंग विश्वविद्यालय प्रथम अस्पताल

पीकिंग विश्वविद्यालय लोक अस्पताल

पीकिंग विश्वविद्यालय तृतीय अस्पताल

शानदोंग विश्वविद्यालय का चिलू अस्पताल

चिंगहई प्रान्तीय लोक अस्पताल

नानजिंग चिकित्सा विश्वविद्यालय का द्वितीय संबद्ध अस्पताल

शान्शी प्रान्तीय लोक अस्पताल

गुइझोऊ चिकित्सा विश्वविद्यालय से संबद्ध अस्पताल

भीतरी मंगोलिया चिकित्सा विश्वविद्यालय से संबद्ध अस्पताल

नानचांग विश्वविद्यालय का प्रथम संबद्ध अस्पताल

सुन यात-सेन विश्वविद्यालय का प्रथम संबद्ध अस्पताल
जीलिन विश्वविद्यालय का प्रथम बीथुन अस्पताल
एएमयू: साउथवेस्ट अस्पताल से संबद्ध प्रथम अस्पताल
हुबेई प्रान्त को निकला हेनान प्रान्त से राष्ट्रीय चिकित्सा दल
हुबेई प्रान्त को निकला जियांगसु प्रान्त से राष्ट्रीय चिकित्सा दल
एएमयू: शिनजियाओ अस्पताल से संबद्ध द्वितीय अस्पताल
हेबेई चिकित्सा विश्वविद्यालय का द्वितीय अस्पताल
मध्य दक्षिण विश्वविद्यालय का द्वितीय शिआंगया अस्पताल
एएमयू: दापिंग अस्पताल से संबद्ध तृतीय अस्पताल
तियानजिन प्रथम केन्द्रीय अस्पताल
तियानजिन चिकित्सा विश्वविद्यालय कैंसर संस्थान व अस्पताल
तियानजिन चिकित्सा विश्वविद्यालय सार्वजनिक अस्पताल
तियानजिन तृतीय केन्द्रीय अस्पताल
पश्चिम चाइना अस्पताल, सिचुआन विश्वविद्यालय
शिंजियांग उइगुर नगरपालिका पारंपरिक चीनी औषधि (टीसीएम) अस्पताल
सिचुआन विश्वविद्यालय का पश्चिम चाइना अस्पताल
युनान कैंसर अस्पताल
झेंजियांग प्रथम लोक अस्पताल
झोंगदा अस्पताल साउथवेस्ट विश्वविद्यालय

चाइना पिकटोरियल : चेन जियान
चाइना पिकटोरियल : शू शुन
सीएनएस : हान सूयुआन
शिन्हुआ : दू झेयू

प्राक्कथन

हुबेई को राष्ट्रव्यापी सहयोग

2019 के आखिरी दिनों में, चीन के सबसे महत्वपूर्ण पारम्परिक त्यौहार, वसंत उत्सव से करीब 20 दिन ही पहले, देश में एक नॉवेल कोरोनावायरस चुपके से दाखिल हुआ। उसकी छाया सबसे पहले मध्य चीन के शहर वूहान पर पड़ी, जहाँ 8 दिसम्बर 2019 को वहाँ के अधिकारियों ने कुछ अस्पष्ट निमोनिया जैसे लक्षण की पहली घटना की सूचना दी। उसके बाद यह संक्रमण शुरू होकर 2020 में देशभर में फैल गया।

एक अनजान विषाणु का सामना करते हुए, चीनी चिकित्सा वैज्ञानिकों ने इस महामारी पर गहरी समझ बनाने के लिए हर संभव प्रयास शुरू कर दिये।

26 दिसम्बर को वूहान पारम्परिक चीनी व पश्चिमी आयुर्विज्ञान अस्पताल के निदेशक झांग जीशियान के अनुसार उनके यहाँ अस्पष्ट निमोनिया के लक्षण से ग्रसित चार मरीज़ आये। उसी दिन, शंघाई सार्वजनिक स्वास्थ्य चिकित्सा केन्द्र ने वूहान केन्द्रीय अस्पताल और वूहान रोग नियन्त्रण व निवारण केन्द्र से भेजे अनजान रोगजनक (पैथोजन) द्वारा बुखार से ग्रसित मरीज़ों से एकत्रित नमूनों की जांच की। संक्रमण के कुछ मामलों का स्रोत वूहान का हुआनान

समुद्री–आहार बाज़ार पाया गया। झांग ने पूरी चौकसी व ज़िम्मेदारी बरतते हुए, इस अनजान रोग की जानकारी अपने वरिष्ठ अधिकारी को दी और इस तरह वे नवीन कोरोना–विषाणु प्रकोप की खबर सार्वजनिक करने वाले पहले व्यक्ति बने।

2019 के अंत तक कुल 27 मरीज़ों की पुष्टि की जा चुकी थी और चीनी राष्ट्रीय स्वास्थ्य आयोग ने वूहान में रोग के नियंत्रण में मार्गदर्शन के लिए एक विशेषज्ञ दल को वहाँ भेजा।

2020 के शुरू से ही, चीन में सभी लोग इस अनपेक्षित, शक्तिशाली महामारी से ग्रसित हुए हैं। 5 जनवरी को शंघाई जन स्वास्थ्य चिकित्सा केन्द्र ने जांच किये गये नमूनों में सार्स कोरोनावायरस (सार्स–कोव) के जैसे एक नये विषाणु की शिनाख्त की और फिर उसका संपूर्ण डी.एन.ए. जिनोम अनुक्रम हासिल किया। इससे इस नवीन कोरोनावायरस पर से रहस्यमय पर्दा उठा और यह बात सामने आई कि यह एक नया ही विषाणु है जो मानवीय इतिहास में पहले कभी नहीं पाया गया। विश्व स्वास्थ्य संगठन ने इसका नामकरण 2019–एनकोव (2019-nCov) किया। जैसे–जैसे इसके बारे में और जानकारी आने लगी, कोरोनावायरस की अत्यधिक संक्रामकता व उसका “धूर्त” रोगजनक तंत्र लोगों का दिल दहलाने लगा।

20 जनवरी को, नवीन कोरोना विषाणु से हुए निमोनिया के इलाज व नियंत्रण के लिए वूहान में एक मुख्यालय स्थापित किया गया। 21 जनवरी को चीनी अभियांत्रिक अकादमी के सुप्रसिद्ध श्वसन वैज्ञानिक व विद्वान, झोंग नानशैन ने

इस बात की पुष्टि की कि यह विषाणु इंसानों में एक से दूसरे तक फैलता है और यह कि कुछ स्वास्थ्य कार्यकर्ता संक्रमित हुए हैं। 23 जनवरी को, वूहान में लॉकडाउन लगा दिया गया। चीनी मुख्य भू-भाग में एक के बाद एक, सभी प्रान्तों, नगरपालिकाओं व स्वशासित क्षेत्रों में प्रथम-स्तरीय जन स्वास्थ्य आपातकालीन कार्यवाहियां शुरू कर दी गई। यह महामारी एकाएक ही आन पड़ी थी। लगभग रातों-रात, ऐसा लगा कि वूहान इस विषाणु का पर्यायवाची बन गया, और यांग्से नदी के तट पर बसे इस शहर पर भय की चादर फैल गई। विषाणु को फैलने से रोकने के लिए, सरकार ने लोगों से अपने-अपने घरों पर ही रहने का आह्वान किया। प्रकोप के अधिकेन्द्र हुबेई प्रान्त में महामारी ने जीवन को जैसे पूरी तरह ठप्प कर दिया था। बहरहाल, चीन भर से कई स्वास्थ्य कार्यकर्ता मोर्चे पर रोग से लड़ने के लिए हुबेई पहुँचे। क्षति के सामने वे आज तक एक योद्धा की तरह डटे हुए हैं।

इस महामारी से लड़ने के लिए देशव्यापी स्तर पर आह्वान करते हुए राष्ट्रपति शी जिनपिंग ने कहा, "जीवन बचाना सर्वाधिक महत्त्वपूर्ण है। जहाँ-जहाँ महामारी है वहाँ जाकर उससे लड़ो, जब तक कि उसका नाश नहीं हो जाता।" चीनी साम्यवादी पार्टी की केन्द्रीय समिति द्वारा की गई। पुकार की प्रतिक्रिया में देशभर से कई अस्पतालों ने अपने प्रमुख कर्मचारियों को वूहान व हुबेई प्रान्त की अन्य जगहों पर सहायता के लिए भेजा। इनमें, चीन के चार सर्वाधिक जाने-माने चिकित्सकीय संस्थान - उत्तर में पीकिंग चिकित्सा महाविद्यालय

अस्पताल संघ, दक्षिण में केन्द्रीय दक्षिण विश्वविद्यालय का शियांगया अस्पताल, पूर्व में शानडौंग प्रान्त में क्वीलू अस्पताल और पश्चिम में सिचुआन विश्वविद्यालय का पश्चिम चीन अस्पताल - के चिकित्सा दल भी शामिल थे। चारों इलाकों से इन प्रतिष्ठित अस्पतालों के लोगों के आने से, नवीन कोरोना विषाणु को हराने को लेकर लोगों का विश्वास व हौंसला बढ़ा। 12 फरवरी को राष्ट्रीय स्वास्थ्य आयोग ने चीन के अन्य इलाकों से हुबेई में महामारी के खिलाफ लड़ाई में सहयोग के लिए 21,569 स्वास्थ्य कर्मचारी भेजे।

जन स्वास्थ्य के सामने गंभीर चुनौती को देखते हुए, देशभर से असंख्य स्वास्थ्यकर्मी, पेशेवर विशेषज्ञों के साथ मिलकर हुबेई में लोगों की जान बचाने में सहयोग के लिए स्वयंसेवक के तौर पर आगे आए। सभी लोगों द्वारा एक ही तरह के रक्षात्मक पोशाक पहनने व चेहरों पर मास्क लगाने की वजह से, इन लोगों को उनकी पोशाकों पर नाम लिखे होने के अलावा एक-दूसरे से अलग पहचाना नहीं जा सकता है। आधुनिक चीनी शल्य चिकित्सा के जनक क्यू फाजू का कहना था, "एक डॉक्टर बनने के लिए परियों का कौशल व बुद्ध की नैतिकता का होना होता है, अन्यथा वह दूसरों को सिर्फ गुमराह ही करेगा।" प्रकोप के अधिकेन्द्र पर, चीन के प्रमुख चिकित्साकर्मी मोर्चे पर योद्धाओं की तरह डटे हुए हैं, लेकिन वे किसी के पति, पत्नी, बहन व भाई भी हैं। प्रकोप खत्म होने पर अंततः जब उनके चेहरे पर से मास्क उतारे जाएंगे तब भी इस लड़ाई

में उनके महान योगदान व प्रयासों को लोग शायद बहुत कम जान पायेंगे।

हमने देशभर के लगभग 100 अस्पतालों में कोरोना प्रकोप के मोर्चों पर तैनात चिकित्साकर्मियों द्वारा रोग से भिड़ने के भावात्मक क्षणों की तस्वीरें व वीडियो बनाईं। चूंकि कोरोना प्रकोप एकाएक ही फूट पड़ा था, कई चिकित्सा दल आनन-फानन में ही आयोजित कर मोर्चे पर तुरंत भेज दिये गये थे। उनके फोटोग्राफी के कौशल में कमी हो सकती है, लेकिन उन्होंने जो तस्वीरें व वीडियो ली हैं, वे उनके वास्तविक, अविस्मरणीय स्मृतियों के प्रत्यक्ष प्रमाण हैं। उन तस्वीरों व वीडियो के आधार पर, संकट की घड़ी में चिकित्साकर्मियों की बहादुरी के कारनामों पर रोशनी डालने तथा यह दर्ज करने के लिए कि उन्होंने किस तरह की मुश्किलों व संकट से जूझते हुए अनगिनत लोगों का जीवन बचाया, हमने यह किताब संकलित की। इस किताब का उद्देश्य है कोरोना-प्रकोप के खिलाफ संघर्ष की बहुआयामी व सही तस्वीर पेश करना।

हम इन चिकित्सा संस्थानों व उनके कर्मियों के प्रति गहन आभार व्यक्त करते हैं जिन्होंने इतने सारे मार्मिक क्षणों को अपने मोबाइल फोनों पर उतारा। इन चिकित्साकर्मियों का योगदान इतिहास में सदा दर्ज रहेगा।

– संपादकीय दल

विषय सूची

北京大学
第一医院
北京大学
第三医院

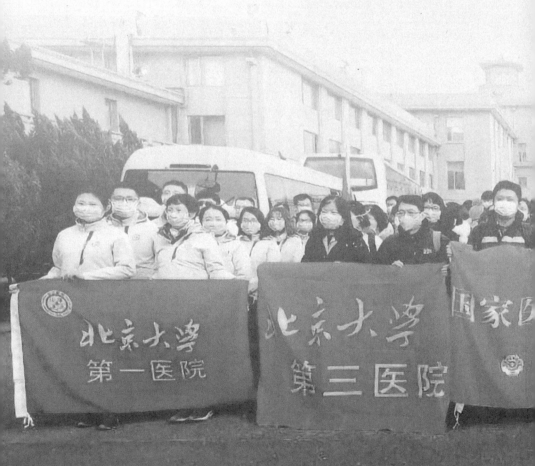

अध्याय 1

मुश्किलों की राह में योद्धाः हुबेई को चले चिकित्सा दल

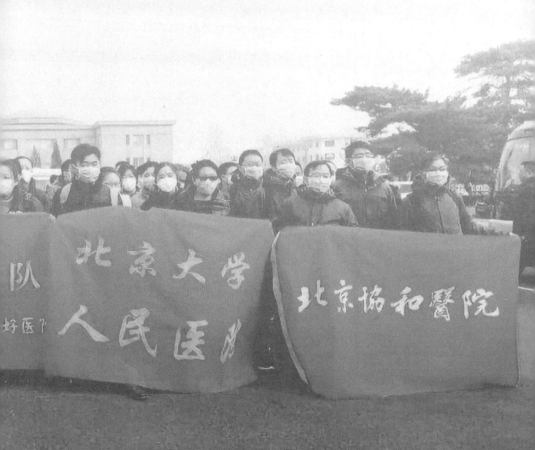

जब कोविड-19 के खिलाफ देशव्यापी युद्ध छिड़ गया, तो चीन में चारों ओर से चिकित्सा दल महामारी के अधिकेन्द्र वूहान पहुँचने लगे। देश के अन्य भागों से आये असंख्य चिकित्साकर्मी, स्थानीय लोगों के साथ मिलकर इस विषाणु की चादर से घिरे शहर में पूरी निष्ठा से जीवन में वसंत को पुनः लाने में जुट गये। सचल अस्पतालों से लेकर आई.सी.यू. तक, चिकित्सकीय प्रयोगशालाओं से लेकर समुदायों तक, ऐसे विशेषज्ञ महामारी के खिलाफ लड़ाई में मोर्चे पर हर जगह देखे जा सकते थे।

राष्ट्र के आह्वान पर, बहादुर चिकित्साकर्मी, जीत के विश्वास के साथ अग्रिम मोर्चों पर महामारी से लड़ने के लिए उतरे। उनका लक्ष्य था मातृभूमि व लोगों के स्वास्थ्य की रक्षा करना। इस धूम्ररहित युद्ध में इन नायकों ने अग्रिम मोर्चों पर स्वेच्छा से सेवा के लिए अपने को अर्पित किया और दृढ़ता से कार्य करते हुए अपनी ज़िम्मेदारी व प्रतिबद्धता बनाये रखी। अग्रिम मोर्चों पर रोगियों के प्रति उनकी निष्ठा ने जीवन को एक नया अर्थ दिया है।

वे बेटियां और बेटे, पत्नियां व पति, मां व पिता हैं लेकिन भारी-भरकम रक्षात्मक पोशाकों के पीछे उनकी एक ही साझा पहचान है - सफेद परिधान में देवदूत!

संकट की घड़ी में, चिकित्साकर्मियों ने अपनी आस्था और पेशेवर रवैये से अंधेरे में उजाला किया। आज की तारीख तक, देशभर से अस्पतालों व सैनिक चिकित्सा सुविधाओं ने वूहान व हुबेई प्रान्त में अन्य जगहों पर हजारों-हज़ार चिकित्सा सेवक भेजे हैं।

24 जनवरी 2020, चीनी नववर्ष की पूर्वसंध्या थी।

उस रात शंघाई से 136-सदस्यीय चिकित्सा दल और गुआंगडोंग प्रान्त से एक अन्य 128-सदस्यीय चिकित्सा दल रवाना हुए। वूहान के लिए चिकित्साकर्मियों व आपूर्तियों को लेकर दो विशेष वायुयानों ने उड़ान भरी। प्रान्त में महामारी राहत का बिगुल बजाते हुए राष्ट्रीय स्वास्थ्य आयोग द्वारा व्यवस्थित दो चिकित्सा दल तुरंत हुबेई पहुँचे।

26 जनवरी, चीनी नववर्ष के पहले दिन, चीनी साम्यवादी पार्टी की केन्द्रीय समिति के राजनैतिक ब्यूरो की स्थाई समिति ने आगामी शोध करने, महामारी की रोकथाम व नियंत्रण के लिए व्यवस्था व अन्य आवश्यक संसाधन जुटाने, खासकर संक्रमित रोगियों की विशेष चिकित्सा को लेकर एक बैठक आहूत की। बैठक में इस बात पर ज़ोर दिया गया कि चिकित्सकीय उपचार क्षमताओं को

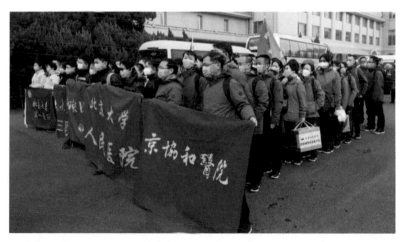

हुबेई प्रान्त की सहायता के लिए एक राष्ट्रीय चिकित्सा दल में बीजिंग अस्पताल, पीकिंग संघ चिकित्सा महाविद्यालय अस्पताल, चीन-जापान मैत्री अस्पताल, पीकिंग विश्वविद्यालय प्रथम अस्पताल, पीकिंग विश्वविद्यालय लोक अस्पताल तथा पीकिंग विश्वविद्यालय तृतीय अस्पताल सहित बीजिंग के छह अस्पतालों के कर्मचारी शामिल थे।

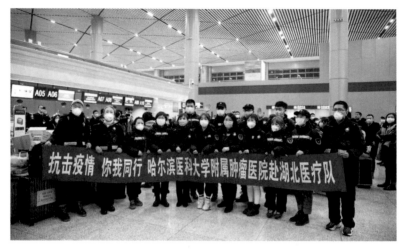

हुबेई प्रान्त सहायतार्थ रवाना होता हार्बिन चिकित्सा विश्वविद्यालय कैंसर अस्पताल का एक चिकित्सा दल।

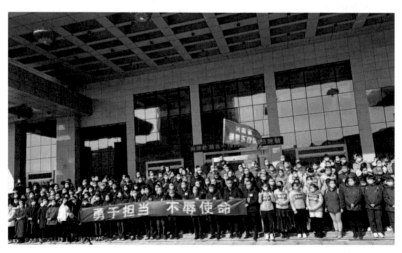

हेनान प्रान्त से एक राष्ट्रीय चिकित्सा दल, हुबेई प्रान्त को प्रस्थान करते हुए।

मज़बूती प्रदान करते हुए, नागरिक व सैनिक चिकित्सा संसाधनों का समग्र व उचित उपयोग करते हुए, महामारी के खिलाफ एक संयुक्त प्रयास किया जाए।

चीनी साम्यवादी पार्टी के केन्द्रीय समिति व राज्य परिषद द्वारा लिए गये निर्णयों के बाद, राष्ट्रीय स्वास्थ्य आयोग ने देशभर से चिकित्सा संसाधन जुटाते व समन्वित करते हुए, हुबेई को चिकित्सा दल भेजे।

26 जनवरी की दोपहर को सिचुआन प्रान्त से एक चिकित्सा दल वूहान संघ पहुँचा – वूहान जिनयिंतान अस्पताल से करीब आठ किलोमीटर दूर रेड क्रॉस अस्पताल – और तुरंत ही रोगियों का निदान व उपचार शुरू कर दिया।

उसी समय, 121-सदस्यीय चिकित्सा विशेषज्ञों का एक दल वूहान के मोर्चे पर जाने के लिए कैपिटल अंतरराष्ट्रीय हवाई अड्डा के 6 नंबर भवन के बाहर एकत्रित हुआ। 26 जनवरी को शाम लगभग 7 बजे वे अपने गंतव्य पहुँचे और तुरंत ही दवाइयों का वितरण, महामारी नियंत्रण समन्वय कार्य व अधिकाधिक कार्य अनुकूलन में लग गये।

27 जनवरी तक, चीन के 29 प्रान्तों, नगरपालिकाओं व स्वायत्त क्षेत्रों से 30 चिकित्सा दलों में कुल 4130 सदस्य हुबेई पहुँच चुके थे, और अतिरिक्त दल रास्ते पर थे।

29 फरवरी 2020 को राज्य परिषद के संयुक्त निवारण व नियंत्रण व्यवस्था द्वारा आयोजित प्रेस सम्मेलन में अंतरराष्ट्रीय स्वास्थ्य आयोग में अस्पताल प्रशासन निरीक्षक, गुओ यानहोंग ने घोषणा की, "महामारी के बाद, देशभर से विशिष्ट चिकित्साकर्मी हुबेई प्रान्त के वूहान व अन्य जगहों पर महामारी नियंत्रण में सहयोग करने पहुँचे, जिसमें अभी तक 42,000 लोगों की सहायता की जा सकी है।"

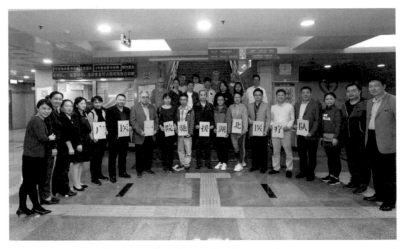

हुबेई प्रान्त सहायतार्थ गुआंगझाओ चिकित्सा विश्वविद्यालय के प्रथम संबद्ध अस्पताल से चिकित्सा दल।

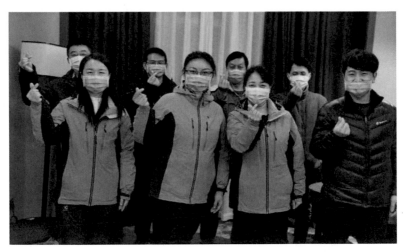

हुबेई प्रान्त सहायतार्थ शिंजियांग उइगुर नगरपालिका टीसीएम अस्पताल से चिकित्सा दल।

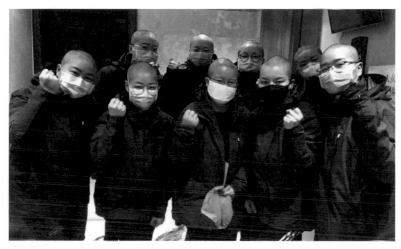

हुबेई प्रान्त सहायतार्थ शियान जियाओतौंग विश्वविद्यालय के प्रथम संबद्ध अस्पताल के पूर्वी कैंपस से चिकित्सा दल।

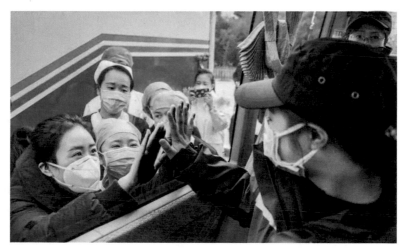

हुबेई प्रान्त सहायतार्थ शान्शी लोक अस्पताल के चिकित्सा दल के सदस्य अपने परिवार व साथियों से अलविदा करता हुआ।

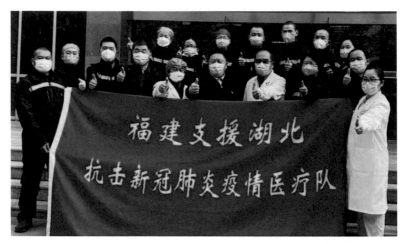

4 मार्च 2020 को फुजियान प्रान्त से 149-सदस्यीय चिकित्सा दल हुबेई प्रान्त के सहायतार्थ रवाना हुआ। वे फुजियान से आये दसवें चिकित्सा दल के 172 सदस्यों के साथ मिलकर काम करते हुए वूहान जिनयिंतान अस्पताल के चतुर्थ तल पर मरीज़ों की ज़िम्मेदारी लेंगे। फोटो में वे वूहान जिनयिंतान अस्पताल में दर्शाए गए हैं। (चित्र: फुजियान हैल्थ न्यूज़ के सौजन्य से)

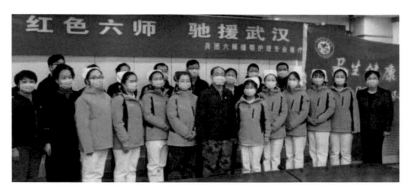

वूहान में महामारी निदान व नियंत्रण सहायतार्थ पर प्रस्थान करने से पहले शिंजियांग उत्पादन व निर्माण कोर के प्रथम चिकित्सा दल के सदस्य। चिकित्सा दल में 107 डॉक्टर व नर्स थे।

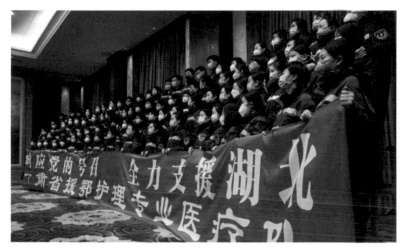

गान्सू प्रान्त के द्वितीय चिकित्सा नर्सिंग दल के सदस्यगण।

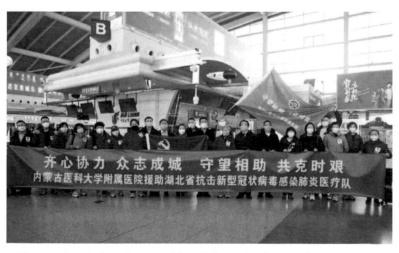

हुबेई प्रान्त को जाने से पहले इनर मंगोलिया चिकित्सा विश्वविद्यालय से संबद्ध अस्पताल के चिकित्सा दल के सदस्य।

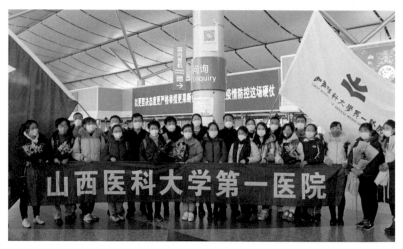

हुबेई प्रान्त को प्रस्थान करने से पहले, शांशी चिकित्सा विश्वविद्यालय के प्रथम अस्पताल के द्वितीय चिकित्सा दल के सदस्य।

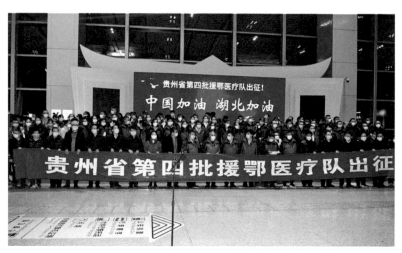

हुबेई प्रान्त को प्रस्थान करने से पहले, गुइझोऊ प्रान्त के चतुर्थ चिकित्सा दल के सदस्य।

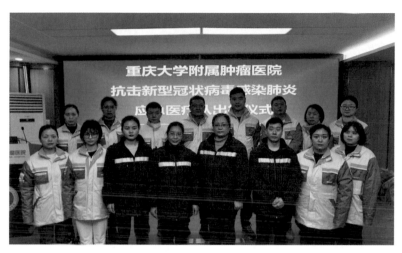

हुबेई प्रान्त को प्रस्थान करने से पहले, चोंगछिंग विश्वविद्यालय कैंसर अस्पताल के चिकित्सा दल सदस्य।

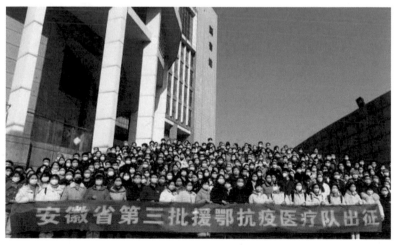

हुबेई प्रान्त को प्रस्थान करने से पहले, अन्हुई प्रान्त के तृतीय चिकित्सा दल के सदस्य। (चित्र: हान सुयुआन/सीएनएस द्वारा)

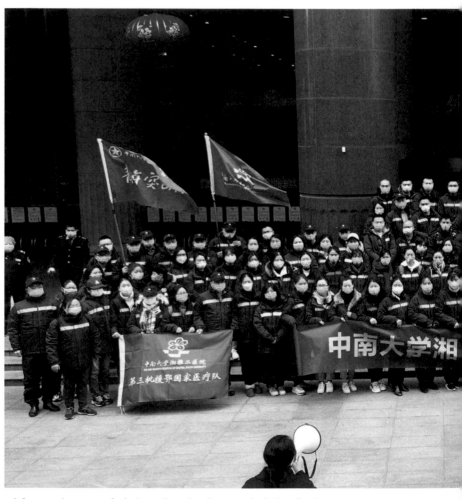

हुबेई प्रान्त के सहायतार्थ केन्द्रीय दक्षिण विश्वविद्यालय के द्वितीय शिआंगया अस्पताल का तृतीय चिकित्सा दल।

医院第三批援鄂国家医疗队

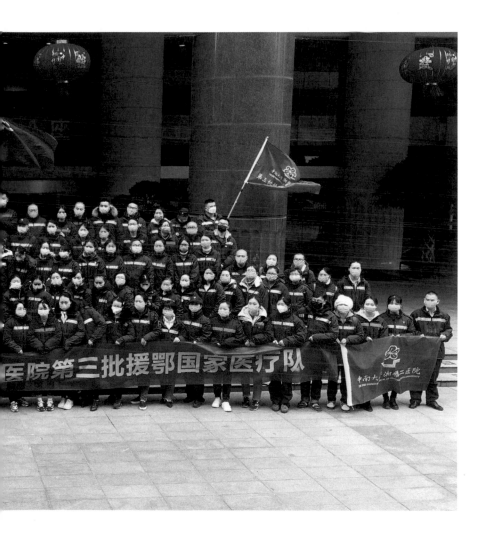

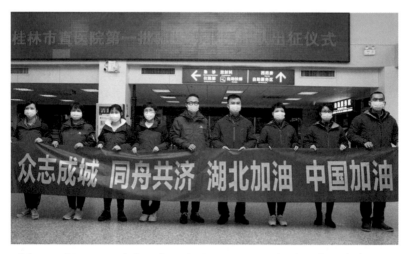

हुबेई प्रान्त को प्रस्थान करने से पहले, गुआंगशी झुआंग स्वायत्त क्षेत्र में गुइलिन लोक अस्पताल के प्रथम चिकित्सा दल के सदस्य।

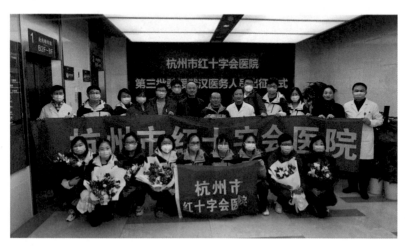

हुबेई प्रान्त को प्रस्थान करने से पहले, झेजियांग प्रान्त में हांगझोऊ रेड क्रॉस अस्पताल के तृतीय चिकित्सा दल के सदस्य।

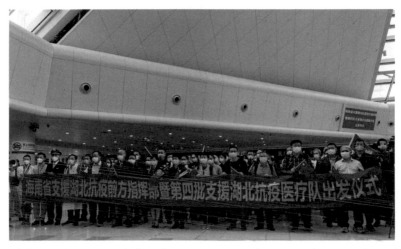

हुबेई प्रान्त को प्रस्थान करने से पहले, हायकू मीलान हवाई अड्डा पर हैनान प्रान्त के चतुर्थ चिकित्सा दल के सदस्य। (चित्र: CARNOC.com के सौजन्य से)

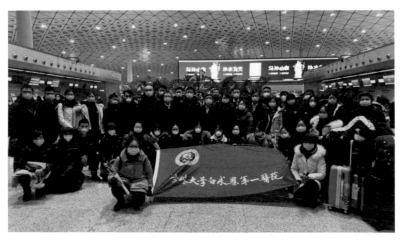

हुबेई प्रान्त को प्रस्थान करने से पहले, जिलिन विश्वविद्यालय के अस्पताल के प्रथम बेथूने अस्पताल के चिकित्सा के दल सदस्य।

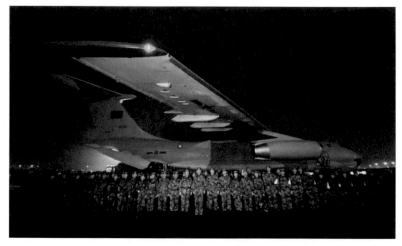

हुबेई प्रान्त को प्रस्थान करने से पहले, सेना चिकित्सा विश्वविद्यालय (एएमयू) के सदस्य।

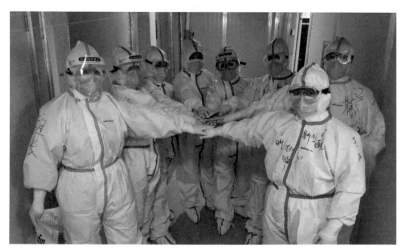

लियाओनिंग प्रान्त में दालियान विश्वविद्यालय के संबद्ध झोंगशान अस्पताल के चिकित्साकर्मी। इस अस्पताल में 18 फरवरी से कोविड-19 के रोगियों का आगमन व उपचार होने लगा।

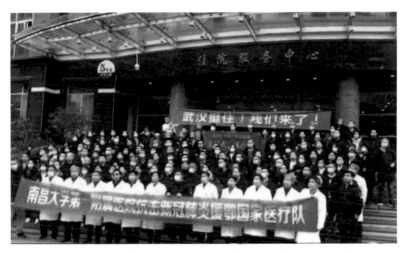

हुबेई प्रान्त को प्रस्थान करने से पहले, जियांगशी प्रान्त में नानचांग विश्वविद्यालय के प्रथम संबद्ध अस्पताल के चिकित्सा दल के सदस्य।

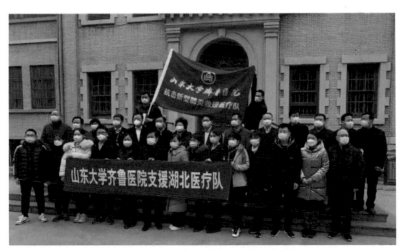

हुबेई प्रान्त को प्रस्थान करने से पहले, शानडौंग विश्वविद्यालय के चिलू अस्पताल के तृतीय चिकित्सा दल के सदस्य।

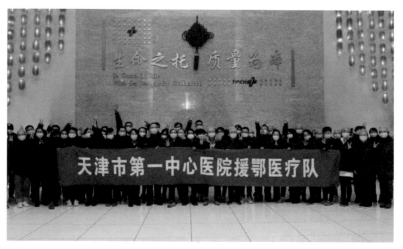

हुबेई प्रान्त को प्रस्थान करने से पहले, तियानजिन केन्द्रीय अस्पताल के चिकित्सा दल के सदस्य।

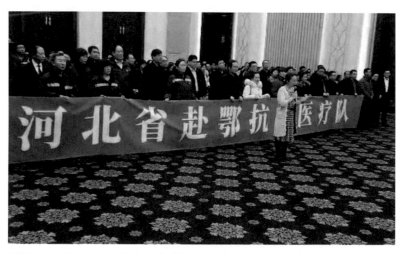

हेबेई प्रान्त को प्रस्थान करने से पहले, हेबेई प्रान्त के चिकित्सा दल के सदस्य।

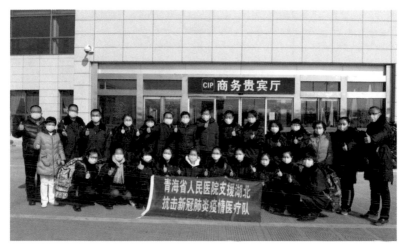

हुबेई प्रान्त को प्रस्थान करने से पहले, चिंगहई प्रान्तीय लोक अस्पताल के चिकित्सा दल के सदस्य।

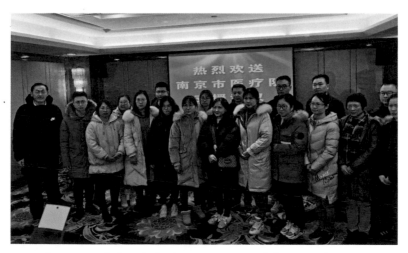

वूहान को प्रस्थान करने से पहले, जियांगसु प्रान्त अस्पताल चिकित्सा दल के सदस्य।

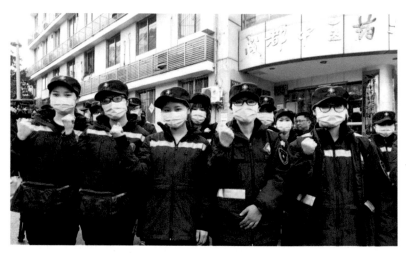

हुबेई प्रान्त के सहायतार्थ टीसीएम के चेंगदू विश्वविद्यालय से संबद्ध, न. 3 अस्पताल के चिकित्सा दल के सदस्य।

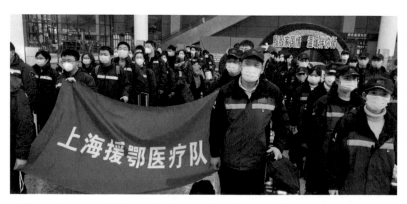

हुबेई प्रान्त के सहायतार्थ टोंगजी विश्वविद्यालय के पूर्वी अस्पताल के चिकित्सा दल के सदस्य।

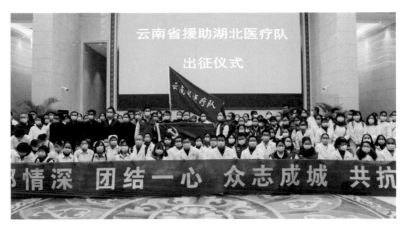

云南省援助湖北医疗队
出征仪式
情深 团结一心 众志成城 共抗

हुबेई प्रान्त के सहायतार्थ यूनान कैंसर अस्पताल के चिकित्सा दल सदस्य।

चित्र योगदान : हार्बिन चिकित्सा विश्वविद्यालय कैंसर अस्पताल, हेनान प्रान्त से हुबेई प्रान्त को प्रस्थान के राष्ट्रीय चिकित्सा दल, पीकिंग विश्वविद्यालय तृतीय अस्पताल, पीकिंग विश्वविद्यालय प्रथम अस्पताल, पीकिंग विश्वविद्यालय लोक अस्पताल, पीकिंग संघ चिकित्सा महाविद्यालय अस्पताल, चीन-जापान मैत्री अस्पताल, बीजिंग अस्पताल, टीसीएम के चेंगदू विश्वविद्यालय का न. 3 संबद्ध अस्पताल, गुआंगडोंग प्रान्तीय चीनी चिकित्सा अस्पताल, गुआंगझाओ चिकित्सा विश्वविद्यालय का प्रथम संबद्ध अस्पताल, शांशी प्रान्तीय लोक अस्पताल, सिचुआन विश्वविद्यालय का पश्चिम चीन अस्पताल, तियानजिन चिकित्सा विश्वविद्यालय कैंसर संस्थान व अस्पताल, तियानजिन चिकित्सा विश्वविद्यालय सार्वजनिक अस्पताल, टोंगजी विश्वविद्यालय का पूर्वी अस्पताल, शियान जियाओटोंग विश्वविद्यालय का प्रथम संबद्ध अस्पताल, केन्द्रीय दक्षिण विश्वविद्यालय का द्वितीय शिआंगया अस्पताल, शिंजियांग उइगुर नगरपालिका टीसएम अस्पताल व यूनान कैंसर अस्पताल, इनर मंगोलिया चिकित्सा विश्वविद्यालय का संबद्ध अस्पताल, शांशी चिकित्सा विश्वविद्यालय का प्रथम अस्पताल, दालियान विश्वविद्यालय का संबद्ध झोंगशान अस्पताल, गुइझोऊ चिकित्सा विश्वविद्यालय का संबद्ध अस्पताल, गुइलिन लोक अस्पताल, हांगझोऊ रेड क्रॉस अस्पताल, हेबेई चिकित्सा विश्वविद्यालय का द्वितीय अस्पताल, जिलिन विश्वविद्यालय का प्रथम बेथूने अस्पताल, नानचांग विश्वविद्यालय का प्रथम संबद्ध अस्पताल, जियांगसु प्रान्त अस्पताल, चिंगहई प्रान्तीय लोक अस्पताल, तियानजिन प्रथम केन्द्रीय अस्पताल, चोंगछिंग कैंसर अस्पताल, शिंजियांग उत्पादन व निर्माण कोर, एएमयू दक्षिण-पश्चिम अस्पताल से संबद्ध प्रथम अस्पताल, एएमयू शिनजियाओ अस्पताल से संबद्ध द्वितीय अस्पताल, एएमयू दापिंग अस्पताल से संबद्ध तृतीय अस्पताल, चाइना पिक्टोरियल, शिनहुआ, सीएनए, CARNOC.com, फुजियान स्वास्थ्य समाचार।

2606

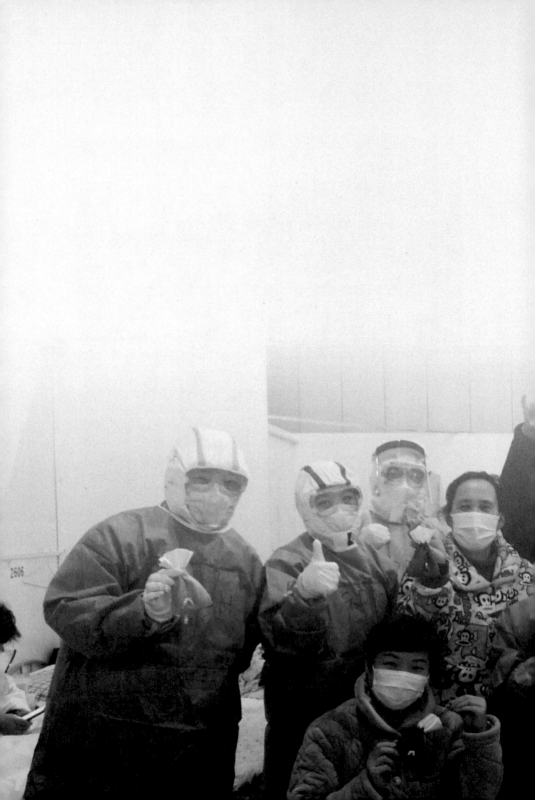

अध्याय 2

युद्ध में उतरना:
अग्रिम मोर्चे से कहानियाँ

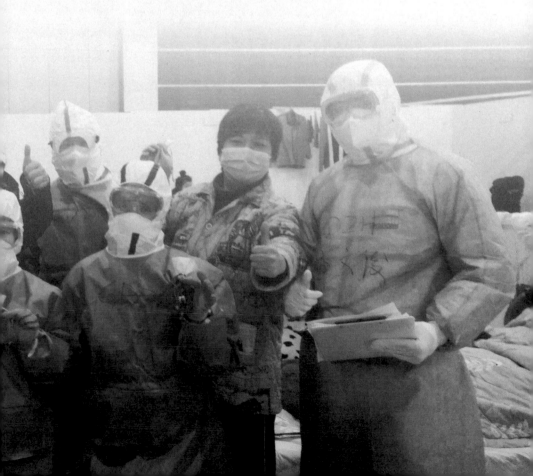

भाग – 1

डॉक्टरों के वर्णनः अस्थाई उपचार केन्द्र की वास्तविक परिस्थिति तथा वूहान निवासियों का कष्टमय जीवन

टोंगजी विश्वविद्यालय के पूरब अस्पताल के राष्ट्रीय आपातकालीन चिकित्सा दल के चिकित्साकर्मी अलग-अलग जत्थों में वूहान सेलॉन अस्थाई निदान केन्द्र आए। डॉ. हुआ जिंग, डॉ. झाओ लिमिंग व डॉ. हुआंग ग्वोशिन, "खाई में" महामारी के खिलाफ लड़ते दिनों का वर्णन करते हैं।

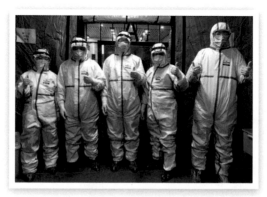

डॉ. झाओ लिमिंग (मध्य में) अपने साथियों के साथ।

डॉ. हुआ जिंगः मेरा एक सुझाव है

इस पत्रकार से 'वीचैट' के जरिए बात करते हुए, टोंगजी विश्वविद्यालय के पूरब अस्पताल के राष्ट्रीय आपातकालीन चिकित्सा दल के सदस्य, डॉ. हुआ जिंग कहते हैं, "दिन का काम पूरा होने पर मैं अपने वरिष्ठ अधिकारियों को एक सुझाव देना चाहता हूँ।" वे सांयकालीन पारी में काम करके लौटे ही थे।

यह पारी दोपहर 2 बजे से मध्य-रात्रि तक दस घंटे की होती है। डॉ. हुआ हॉल 'बी' में कार्यरत हैं, जहाँ सौ से भी अधिक मरीज़ हैं। उनमें से कुछ की स्थिति ज़्यादा गंभीर है। डॉ. हुआ का काम है कि रोगियों की हालत का आकलन करना, आवश्यक व उचित चिकित्सा अभिलेखों को लिखना, चिकित्सा निर्देश देना, सभी मरीज़ों से बात कर उनका हौंसला बनाए रखना तथा विशेष या गंभीर परिस्थिति वाले रोगियों का उपचार करना। "एक दिन, जब मैं ड्यूटी पर था तो मरीज़ों के समूहों को हॉल 'बी' में लाया गया। इतने सारे नये मरीज़ों के आने से, मेरा कार्यभार बहुत बढ़ गया और मुझे दो-दो डॉक्टरों — निवासीय डॉक्टर व उपस्थित डॉक्टर — का काम करना पड़ा," डॉ. हुआ बोले। "मुझे प्रति पारी 30 मरीज़ों को देखना पड़ा, अर्थात् दो पारियों में 60 से अधिक नये मरीज़। इसके अतिरिक्त अपनी ज़िम्मेदारी के तहत, 200 मरीज़ों की आपातकालीन परिस्थितियों को भी मुझे संभालना होता है।"

डॉ. हुआ के अनुसार, केन्द्र में कुछ मरीज़ों का व्यवहार तो बहुत सहज था। थोड़े ही समय में, वे अपने वार्ड में बगल के बिस्तरों पर मरीज़ों से घुल-मिल कर

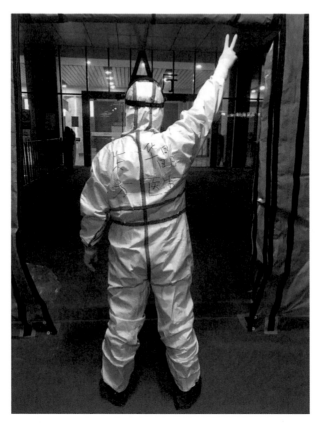

केन्द्र में प्रवेश से पहले, डॉ. हुआ जिंग।

बात करने लगे। जिन मरीज़ों का इलाज पहले से चल रहा था, वे इस विषाणु से ग्रसित नये मरीज़ों को अपने अनुभव व कहानियाँ पूरे हाव-भाव से बताने लगे, और सुनने वाले भी कथानुसार हंसते या अप्रसन्नता व्यक्त करते। एक मरीज़ डॉ. हुआ से बोला, "उसे देखो। वह कितने लंबे समय से बीमार चला आ रहा है, लेकिन अभी भी जिंदा और जोश में है। तो मैं क्यों इस विषाणु से भयभीत रहूँ?"

केन्द्र में मरीज़ों की परिस्थिति पर बात रखते हुए, डॉ. हुआ ने कहा, "हालांकि कुछ मरीज़ यहाँ अस्पताल में भर्ती होना नहीं चाहते थे, लेकिन वे इस भय से घर पर भी नहीं रहना चाहते थे कि कहीं वे परिवार के अन्य सदस्यों में भी विषाणु का संक्रमण न फैला दें। कुछ मरीज़ इस केन्द्र में भर्ती इसलिए हुए क्योंकि वे बाहर अनौपचारिक इलाज नहीं कराना चाहते थे। कुछ ऐसे भी हैं जो यहाँ भर्ती तो हो गये लेकिन यहाँ से जाना चाहते थे। जब उनसे पूछा गया कि क्यों? तो उनका जवाब था कि वे भयभीत हैं।"

हॉल 'ए' की तुलना में हॉल 'बी' में बेहतर सुरक्षात्मक सुविधाएं हैं। शुरू में हॉल 'ए' में इस्तेमाल के लिए जूतों के ऊपर लंबा नली नुमा आवरण खुद तैयार करना होता था, जबकि ऐसे आवरण हॉल 'बी' में उपलब्ध थे। लेकिन ऐसे में हॉल 'बी' में एकाएक मरीज़ों की भीड घुस आती और अफरातफरी व अव्यवस्था मची रहती, जिससे प्रमुख नर्स को माईक्रोफोन से उन्हें डॉक्टर के इंतजार के लिए अपने ही बिस्तर पर लौटने का आदेश देना पड़ता। अक्सर, परिणाम अच्छा नहीं होता।

निदान व उपचार के संदर्भ में डॉ. हुआ का कहना था, "जिन डॉक्टरों का केन्द्र में काम करने का अनुभव रहा है, उनकी कार्यकुशलता अब बेहतर है। मैंने परसों 25 मरीज़ों को देखा और कल 36 को। बेशक कुछ ऐसे भी साथी हैं जो काम कुछ धीमे करते हैं। लेकिन जब इतने सारे मरीज़ आ रहे होते हैं तो हमें भी समय नहीं रहता कि दूसरे साथियों के काम की रफ्तार बढ़ाने में उनकी मदद कर सकें। वैसे भी, हॉल 'बी' में हम दो डॉक्टर एक ही कम्प्यूटर साझा कर रहे हैं, सो अपनी बारी आने पर मैं उस पर ही काम कर के समय बचाता हूँ।"

"दिन भर का काम पूरा होने पर मैंने कई समस्याएं भी पायीं। सबसे ज़रूरी है कि हॉल-नुमा वार्ड का पूरी दक्षता से प्रबंधन किया जाए।" डॉ. हुआ का कहना था कि वे कमान कार्यालय को सुझाव देंगे कि चिकित्साकर्मी सदस्यों को चिकित्सा उपचार व परामर्श प्रक्रियाओं से और अधिक परिचित होना होगा ताकि वे मरीज़ों को स्वयं अपनी बेहतर देखभाल करना सिखा सकें। हॉल 'बी' के हर

वार्ड में 12 मरीज़ होते हैं जिनमें से दो या तीन नौजवान प्रबंधन का अनुभव लिए अच्छी-खासी नौकरी वाले होते हैं। उन्हें वार्ड मुखिया या उप-मुखिया की भूमिका बतायी जा सकती है, जो कुल मिलाकर अस्पताल के प्रबंधन के संदर्भ में अच्छा रहेगा।

"वार्ड मुखिया द्वारा ज़िम्मेदारी संभालते ही पहला समाधान यह हो सकेगा कि वार्ड में लोगों का फालतू इधर-उधर घूमना कम हो जाएगा," डॉ. हुआ ने कहा। अपनी बात को आगे समझाते हुए उन्होंने बताया कि केन्द्र में 1,000 तक लोग होते हैं, ऐसे में मरीज़ों के चलने के लिए ज़्यादा जगह नहीं होती। रक्षात्मक पोशाक पहने डॉक्टरों व नर्सों की दृष्टि का दायरा आमतौर पर 180 डिग्री से सिमट कर 90 डिग्री ही रह जाता है। ऐसे में उनका फालतू घूम रहे मरीज़ों से आसानी से टकराने की संभावना होती है, जिससे उनकी पोशाक को हानि पहुँच सकती है और जिससे स्वयं उनको भी खतरा काफी बढ़ सकता है। साथ ही, लोगों की फालतू चहलकदमी से चिकित्सकीय जांच प्रभावित होगी और उसमें ज़्यादा समय लग सकता है। डॉक्टर, मरीज़ को देखना चाहता है लेकिन मरीज़ अपनी निर्धारित जगह पर नहीं मिलता; या डॉक्टर द्वारा देख लेने के बाद मरीज़ सीधा नर्स के पास पंजीकरण के लिए नहीं जाता। ऐसी कई स्थितियां बनती हैं जिनसे बीमारी के निदान में भूल-चूक होने की संभावना रहती है या एक ही मरीज़ की बार-बार जांच हो जाती है। "कोई भी चिकित्साकर्मी केन्द्र में अधिकतम छः घंटे रह सकता है क्योंकि वे जो मास्क पहने हुए होते हैं वे सिर्फ चार घंटों तक के इस्तेमाल के लिए होते हैं। अनावश्यक जोखिम से बचने के लिए मास्क या अन्य उपकरणों को बदलने की ज़रूरत से चिकित्साकर्मी का समय भी कुछ सीमित सा हो जाता है। वर्तमान में हमें आमतौर पर केन्द्र में आठ घंटे काम करना होता है, अतः स्थिति को बड़े ध्यान से संभालने की ज़रूरत है।" इस तरह, डॉ. हुआ का सुझाव था कि एक वार्ड मुखिया चयनित किया जाए जो केन्द्र में अनुशासन बनाए रखने में मदद करे।

जब मरीज़ निदान के लिए आते हैं तो डॉ. हुआ उनके अभी तक हुए उपचार

से संबंधित नर्सिंग प्रक्रिया, नर्सिंग के स्तर व दवाई आदि के बारे उनसे पूछताछ करते हैं। "उनमें से अधिकतर की तो स्थिति स्थिर है और स्वास्थ्य लाभ के लिए बस दवाई की ही ज़रूरत है। कुछ मरीज़ों को तो दवाई तक लेने की भी ज़रूरत नहीं है।"

"इन लोगों को ठीक होने के लिए दवाई लेने की ज़रूरत क्यों नहीं है?" एक पत्रकार ने पूछा।

"ओह! उन्होंने पहले से ही दवाई ली हुई है या पर्याप्त समय से दवाई लेते रहे हैं। साथ ही, उनकी स्थिति बहुत गंभीर नहीं है और उनकी शारीरिक स्थिति संतोषजनक रूप से बेहतर हुई है," डॉक्टर ने जवाब दिया।

"केन्द्र में ऐसे भी मरीज़ हैं जिन्हें जल्द ही छुट्टी मिल जाएगी, हैं ना?"

"हां हैं, लेकिन छुट्टी देने से पहले उनका दो बार नकारात्मक न्यूक्लिक एसिड परीक्षण व सुधार ईमेजिंग होना होगा। हम उनके इन परीक्षणों के लिए तैयारी में लगे हैं।" डॉ. हुआ ने कहा।

इस पत्रकार के आग्रह पर डॉ. हुआ ने निमोनिया विषाणु के अभिलक्षणों के बारे में समझाया कि यह अत्यधिक संक्रामक व अपेक्षाकृत कमज़ोर रोगजनकता वाला होता है। पुरुष इस संक्रमण के प्रति अधिक संवेदनशील होते हैं और जो मरीज़ पहले से ही किसी अन्य रोग से ग्रसित हों, उनमें इसके गंभीर लक्षण उभरने की संभावना रहती है।

डॉ. हुआ, दो महिला मरीज़ों से काफी प्रभावित हैं जो उनके पास आईं थीं। एक तो बहुत बेचैन और बड़ी तेज़ी-तेज़ी बात कर रही थी। वह और उसके पति, दोनों को कोरोना संक्रमण हो गया था, लेकिन पति किसी दूसरे अस्पताल में भर्ती था। उसने डॉ. हुआ को बताया कि उनका बच्चा एक रिश्तेदार की देख-रेख में था, और वह अपने बच्चे को देखने के लिए बहुत चिंतित थी। बात करते हुए उसकी आंखों से आंसू ढलक रहे थे। डॉ. हुआ और उनके साथियों ने उसे सांत्वना देने की कोशिश की लेकिन असफल रहे। वे उसका हाथ थामे, उससे निरंतर बात करते रहे ताकि वह सहज महसूस कर सके। "आखिर में,

महिला ने बताया कि वह निराशा (डिप्रेशन) व मनोविदलता (स्किज़ोफ्रेनिया) से ग्रसित है जिसके लिए वह रोज़ तीन गोलियां लेती है। उसने मुझसे विनती की कि उसे सबसे अच्छी दवाई दी जाए, और यह भी कि मादक दवाइयों का सेवन बंद कर दिया जाए," डॉ. हुआ ने बताया। उन्होंने महिला से उसके स्वास्थ्य व मनःस्थिति की बात करते हुए उसे पूरे धैर्यपूर्वक उपचार की योजना समझायी व दिलासा दी, तब जाकर अंततः वह महिला आश्वस्त व शांत हुई।

दूसरी महिला कुछ अधेड़ उम्र की थी। डॉ. हुआ के सवालों पर उसके द्वारा दिया आत्म-परिचय तथा जवाब, उसके चिकित्सा रिकॉर्ड में दर्ज लक्षणों के पूरी तरह अनुरूप थे। डॉ. हुआ को उसको घर पर चिड़ियों को पालने के शौक तक के बारे में मालूम हुआ। उन्होंने उसे पूरे धैर्यपूर्वक उपचार योजना समझायी, और महिला ने अपने पड़ोस भर में डॉ. हुआ की तारीफ करते हुए कहा कि वे कितने कुशल डॉक्टर हैं। फलस्वरूप पहले वह जो एक अन्य अस्पताल में स्थानांतरित होना चाहती थी, उसने अपनी वह मांग छोड़ दी।

झाओ लिमिंगः मुझे चार-सदस्यीय परिवार की बदकिस्मती पर खेद है

झाओ लिमिंग दोपहर दो बजे से रात साढ़े नौ बजे की पारी में काम करते हैं।

"आपको वार्ड की ओर जाते पीछे से देखता हूँ तो लगता है मैं कोई अंतरिक्ष-यात्री देख रहा हूँ," मैंने मज़ाक में कहा।

"जब मैं इस सुरक्षा पोशाक में होता हूँ तो मुझे चलने-फिरने में दिक्कत होती है," झाओ ने कहा। "कल हम इस अस्थाई उपचार केन्द्र में दूसरी बार आये। पूर्व-पश्चिम झील के किनारे फैले वूहान सेलॉन अस्थाई उपचार केन्द्र में अभी तक 1,213 मरीज़ भर्ती हो चुके हैं, और यह संख्या तेज़ी से बढ़ ही रही है।"

डॉ. झाओ का कहना था, "वार्ड में हमारा काम मरीज़ों की देखभाल करना होता है, उनके स्वास्थ्य की आगे-पीछे की जानकारी रखना, दवाइयों का विवरण व अन्य संबंधित जानकारी से पूरी तरह वाकिफ होना। इसी आधार पर हम

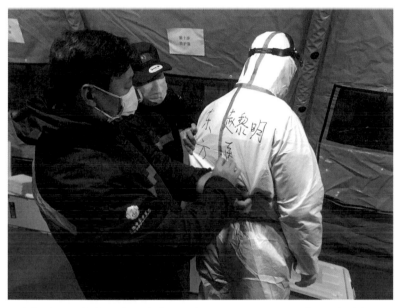

वार्ड में प्रवेश करने से पहले झाओ लिमिंग के साथी, उनकी रक्षात्मक पोशाक के पीछे उनका नाम लिखते हुए।

उनके लिए दवाइयां निर्धारित करते हैं। इस बीच मनोपचार के तौर पर, हम उनसे बात करने की पूरी कोशिश करते हैं।" अधिकतर मरीज़ आभार मानते हैं और सबसे ज़्यादा यह कहते हैं कि, "मुझे अच्छे उपचार के लिए अब कहीं और दिखाने की ज़रूरत नहीं है।" बेशक, घर पर रहने से परिवार को संक्रमण हो सकता है।

डॉ. झाओ एक 24 वर्षीय आदमी के परिवार से बहुत प्रभावित हैं, "उसकी दादी का कोविड-19 से देहांत हुआ, और उसकी मां भी है जिसका अभी दूसरे अस्पताल में इलाज चल रहा है। वह और उसके पिता यहीं भर्ती हैं, जहाँ मैं काम करता हूँ। एक दिन वह नौजवान कुछ ज़्यादा ही उदास था। मैंने उसका मन

हल्का करने और उसकी मां की जानकारी लेने की पूरी कोशिश की। एक शाम जब मैंने उसे बताया कि उसकी मां ठीक हो रही हैं, तो उसका मूड कुछ बेहतर हुआ। वूहान निवासियों का जीवन व परिस्थिति कतई आसान नहीं रही है!"

"हमारे पास माल की आपूर्ति ज़रूरत से ज़्यादा है। सरकार मरीज़ों पर अच्छा-खासा खर्च कर रही है, प्रत्येक को 1,000 युआन मूल्य का एक-एक गर्म ओवरकोट दिया जा रहा है। भोजन जितना चाहो, मुफ्त है। इस्तेमाल किये जा रहे तापीय उपकरण सब उच्च कोटि के हैं," डॉ. झाओ ने कहा। हालांकि यह बहुत खुली-खुली जगह है, हर वार्ड एक-दूसरे से अलग है जिससे दाखिल

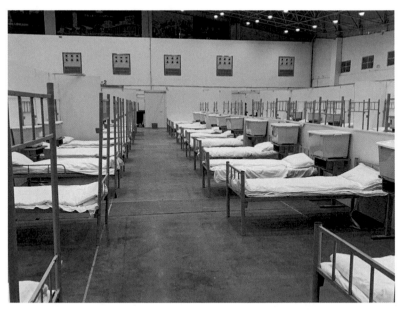

मरीज़ों के प्रवेश से पहले, वूहान में एक अस्थायी उपचार केन्द्र।

मरीज़ मानसिक तौर पर अच्छा महसूस करते हैं। भर्ती हुए अधिकतर मरीज़ों को साधारण निमोनिया हुआ है। इस महामारी का इलाज थोड़ा लंबा चलता है, आमतौर पर दो हफ्ते से ज़्यादा। उन्होंने बताया कि रोग को चार भागों में बांटा गया है - हल्का, साधारण, तीव्र व अति गंभीर। वे जिस अस्थाई अस्पताल में काम कर रहे हैं वहाँ प्रायः हल्के व साधारण संक्रमण के रोगी ही लिये जा रहे हैं। वूहान सेलॉन अस्थाई उपचार केन्द्र में तीन हॉल हैं, 'ए', 'बी' व 'सी' जिनमें कुल 1,500 मरीज़ भर्ती हैं। प्रत्येक हॉल में, रोज़ की पारियों में कुल छः से आठ डॉक्टर व 16 नर्सें ड्यूटी पर होती हैं। चूंकि मरीज़ों को आसव देने की ज़रूरत नहीं होती इसलिए यहाँ नर्सों को उनकी रोज़मर्रा देख-रेख करने की ज़रूरत नहीं पड़ती। हालांकि अब उनका कार्यभार अपेक्षाकृत हल्का ही होता है, लेकिन शुरू-शुरू में उन्हें व्यवस्था बनाने में काफी काम करना पड़ता है। अब, चूंकि सभी मरीज़ों को, जिनमें से कई 65 साल से ऊपर होते हैं, भर्ती के सैद्धांतिक नियमों की वजह से नर्सों को ही उनकी देखभाल करनी पड़ती है।

झाओ ने कहा, "मैंने दो पारियों में 42 मरीज़ों का इलाज किया। इनमें से 30 प्रतिशत हल्के व बाकी 70 प्रतिशत साधारण स्तर के रोगी थे।" तथाकथित साधारण लक्षण वाले मरीज़ वे होते हैं जिनमें रोगजनक विकृत परिवर्तन व हल्के लक्षण होते हैं।

"दो पारियों के बाद, लगातार एन-95 मास्क पहने रहने से लगता है कि मेरे कानों की चमड़ी ही फटी जा रही है," झाओ ने कहा। "लेकिन अब यह साधारण सी बात हो गई है। दो पारियों के बीच हमें आराम के लिए 48 घंटे मिलते हैं। सरकार द्वारा यह व्यवस्था करने के लिए आभार।" दो पारियों में काम करने के बाद, झाओ के अनुसार, पाया गया है कि मरीज़ ज़्यादातर पारिवारिक या सामूहिक संक्रमण के शिकार हुए हैं। इसलिए, झाओ कहते हैं कि उनका व साथियों का सुझाव है कि वूहान में महामारी से जूझने के लिए और अधिक चिकित्साकर्मी व उपकरण आदि भेजने की ज़रूरत है। "महामारी को फैलने से हम सिर्फ इसी तरह रोक सकते हैं।"

हुआंग गुओशिनः मुझे बहुत खुशी है कि पारम्परिक चीनी चिकित्सा (टीसीएम) लोकप्रिय है

"आजकल औषधशाला से किस तरह की जड़ी-बूटी युक्त दवाइयां बांटी जा रही हैं?" पत्रकार ने पूछा।

"मुख्यतः विषाणुजनित विरोधी चीनी पेटेंट दवाइयां, जैसे लिआनहुआ चिंगवेन कैप्सूल और पारम्परिक चीनी नुस्खे," दवा देते हुए चिकित्सा दल के फार्मासिस्ट (औषध बनाने वाला) हुआंग गुओशिन ने जवाब दिया। उन्होंने कहा कि टीसीएम सूप विषाणु के इलाज में दिया जाता है। "जड़ी-बूटी सूप की महक अच्छी होती है और उसे उबाल कर उसी दिन वार्ड में पहुँचा दिया जाता है," हुआंग का कहना था और उन्होंने यह भी बताया कि वे 9 फरवरी को शाम 8 बजे से 10 फरवरी की सुबह 8 बजे तक काम पर रहे हैं।

हुआंग ने इस पत्रकार को नुस्खे में विभिन्न जड़ी-बूटियों के अलावा चीनी

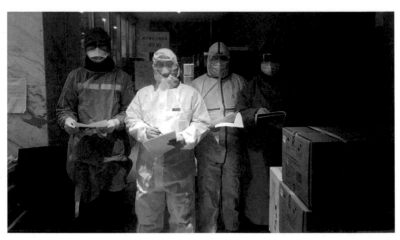

फार्मासिस्ट हुआंग गुओशिन, टोंगजी विश्वविद्यालय के पूर्व अस्पताल के औषधि विभाग के अपने दल के साथ।

एट्रेक्टिलोड्स, कीनू के सूखे छिलके, चंपा के फूल, बड़ी इलायची प्रजाति (फ्रुकटस अमोमी) आदि करीब दर्जन भर उत्पादों के बारे में बताया। "पारम्परिक चीनी औषधि (टीसीएम) के नुस्खे कोरोना विषाणु की पांचवी उपचार योजना के आधार पर हैं जिन्हें शुरुआती, मध्य व पुनर्लाभ स्थितियों के अनुसार तीन प्रकारों में बांटा गया है। इन तीनों के औषधीय गुण अलग-अलग हैं। डॉक्टरों व मरीज़ों, दोनों ने इन नुस्खों का स्वागत किया है," हुआंग कहते हैं।

पत्रकार के इस सवाल पर कि क्या इन नुस्खों के परिणाम अच्छे आ रहे हैं, हुआंग का जवाब था, "बहुत अच्छे। रात के अंधेरे के बाद सुबह का सूर्योदय होता है। हमें उस दिन का इंतजार है जब हम अपने चेहरों से मास्क हटा देंगे और वूहान विश्वविद्यालय में चेरी के खिले फूलों के दृश्य का आनंद लेंगे।"

"आप तो एक कवि हो गए!"

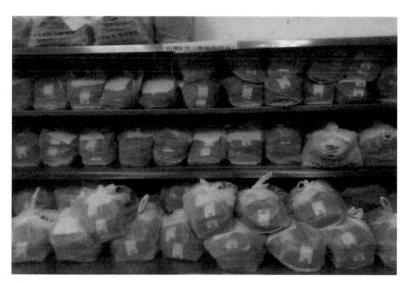

औषधशाला में जड़ी-बूटी सूप की थैलियां।

"वूहान के लोग पीड़ित हैं! मैं कामना करता हूँ कि वे जल्दी ठीक हों।" हुआंग ने पत्रकार से कहा, "आज मैं रात की पारी में हूँ और हमारी औषधशाला में 200 मि.ली. की 1,500 से भी अधिक सूप की थैलियां आई हैं। मैंने खुद आज जड़ी-बूटी काढ़े की 1,026 थैलियां और 300 से अधिक सूप की थैलियां बांटी हैं।"

हुआंग के अनुसार, "औषधशाला के कर्मियों को इस तरह नियोजित किया गया है कि वे अपने कार्य पारियों के हिसाब से केन्द्र की चिकित्स ज़रूरतों को पूरा करने के लिए परस्पर सहयोग में काम करें। हम प्रत्येक वार्ड की ज़रूरतों के मद्देनजर, मरीज़ों के इलाज में वार्ड डॉक्टरों की मांगों को पूरा करने का भरसक प्रयास करते हैं। वार्डों में चिकित्साकर्मी बारह-बारह घंटों की पारियों में काम करते हैं। जो डॉक्टर वार्ड में कार्यरत नहीं हैं, उन्हें आपातकालीन सेवा में मदद करना होता है। चूंकि हमारे पास स्टाफ की कमी है तो हम रिजर्व में भी कुछ लोगों को रखते हैं। हम सभी को कभी भी बुलाए जाने के लिए तैयार रहना होता है।"

हुआंग के चेहरे, गालों व नाक के उभार पर, मास्क पहने रहने से लंबे-चौड़े निशान पड़ गये हैं मगर फिर भी वे सहज व तनावमुक्त नज़र आते हैं। उनका कहना है, "सिपाहियों को आगे बढ़ना है।"

टोंग्जी विश्वविद्यालय के पूर्वी अस्पताल द्वारा प्रेषित।

भाग – 2

अग्रिम मोर्चे से कहानियाँ

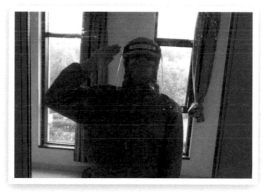

वू हाओजी, चिकित्साकर्मी, आपातकालीन विभाग, चोंगछिंग आपातकालीन चिकित्सा केन्द्र (चोंगछिंग विश्वविद्यालय केन्द्रीय अस्पताल)

कृतज्ञता मुझे अधिक परिवारों का पुनर्मिलन करने के लिए प्रोत्साहित करती है

***दिनांक**: 5 फरवरी 2020*

***स्थान**: वूहान जिनयिंतान अस्पताल*

***दस्तावेजीकरण**: पैन चुन, राष्ट्रीय चिकित्सा सहायता दल के सदस्य व उप-निदेशक, गहन देखभाल विभाग, झोंगदा अस्पताल दक्षिण-पूर्व विश्वविद्यालय*

आज मुझे अस्थाई तौर पर वूहान जिनयिंतान अस्पताल के सातवीं मंज़िल पर वार्ड में काम करने की ज़िम्मेदारी दी गई है। वार्ड का दौरा करते हुए मैंने देखा कि एक मरीज़, जो 50-60 साल का रहा होगा, उसे सांस लेने में दिक्कत हो रही है। मैंने उसका सरल वायु-संचार उपचार किया। "डॉक्टर, क्या मैं ठीक हो जाऊंगा?" उसने हकलाते हुए मुझसे पूछा। "मुझे अपनी 90-वर्षीय माँ की देखभाल करनी होती है।" मैंने उसका हाथ थामा और डॉ. चैंग व डॉ. सोंग के सहयोग से उसे सांत्वना दी, "हम पर भरोसा रखो और अपने पर विश्वास! तुम जल्दी ही ठीक हो जाओगे। सांस धीमे-धीमे लो और हम कुछ दवाइयां भी देंगे। चिंता मत करो और हिम्मत रखो! तुम्हारी माँ को तुम्हारी ज़रूरत है और वे घर पर तुम्हारा इंतजार कर रही हैं।" वह मरीज़ बुदबुदाया, "मुझे विश्वास है कि मैं ठीक हो जाऊंगा और कभी हार नहीं मानूंगा। आपका आभार!" उस मरीज़ की कृतज्ञता मुझे प्रोत्साहित करती है कि ऐसे ज़्यादा से ज़्यादा लोगों को उनके

परिवारों से फिर से मिलाने के लिए हरसंभव कोशिश करूं। अगर हर परिवार सुखी होगा तो हमारा समाज भी सुखी होगा।

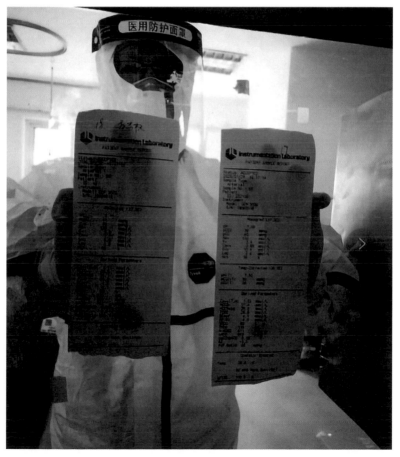

पैन चुन, कांच की खिड़की के पार बाहर से आई.सी.यू. वार्ड में डॉक्टरों को परीक्षण के परिणाम दिखाते हुए।

उस रात, मैंने मरीज़ का बढ़ा हुआ हाथ थामा

दिनांक: *6 फरवरी 2020*

स्थान: *वूहान जियांघन अस्थाई उपचार केन्द्र*

दस्तावेजीकरण: *लियु शियाओचुन, चिकित्सक, गुआंगडोंग नंबर 2 लोक अस्पताल (गुआंगडोंग प्रांत) की राष्ट्रीय आपातकालीन चिकित्सा सहायता टीम, वूहान जियांघन अस्थाई उपचार केन्द्र*

6 फरवरी को रात ढलने के साथ दिन का अंत होने को हुआ, वार्ड में सभी मरीज़ सो चुके थे। ड्यूटी पर तैनात नर्स और मैं ही केवल थे जो जगे रहने की भरसक कोशिश कर रहे थे। अपने हवा-बंद रक्षात्मक पोशाक में मैं अपने अन्दर पसीने को बारिश की बूंदों की तरह टप-टप करते सुन सकता था और शरीर को पूरी तरह गीला करता महसूस कर रहा था। कुछ देर बाद, "बारिश की बूंदों" की ठंडक मेरी हड्डियों के भीतर तक यूं पसरने लगीं जैसे मेरे खून को फ्रिज में जमा रही हों। बहरहाल, यह उतनी बड़ी बात नहीं थी क्योंकि आखिर मुझे बैठने व आराम करने का अवसर मिल गया।

मरीज़ों को सोते हुए देख मुझे एहसास हुआ कि ऐसी अनिद्रा की परिस्थितियों में, गहरी नींद में होना कितना अमूल्य है। सोते हुए, इंसान अपनी चिंता व पीड़ा से मुक्त होता है और रोग द्वारा जनित हानि से बेखबर। यह कमबख्त बीमारी न होती तो ये लोग अपने घरों में रात का आनन्द लेते और बिस्तरों पर अपने स्वप्नलोक में होते। दुर्भाग्यवश वे लंबी रातों को सहन करने के लिए अस्पताल में फंसे पड़े थे। उनके लिए नींद ही एकमात्र ज़रिया है अपनी पीड़ा को बिसराने का।

खांसने के स्वर ने मेरे विचारों में खनन डाला। मैं 17 नं. बिस्तर की ओर तेज़ी से लपका। 30 साल का नौजवान। जब मैंने कुछ घंटे पहले वार्ड का चक्कर लगाया था तो उसकी हालत स्थिर थी। उसने रज़ाई से अपना मुंह ढका हुआ था ताकि उसके खांसने से अन्य मरीज़ों की नींद न कहीं टूट जाए। लेकिन उसकी कोशिशों के बावजूद उसकी खांसी मानो एक ज्वालामुखी की तरह फूट

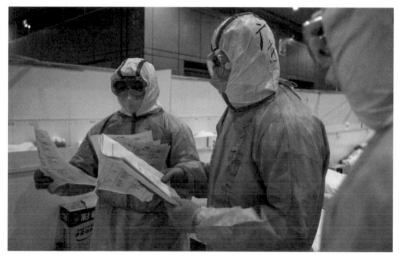

लियु शियाओचुन (मध्य में) अस्थायी केन्द्र में अपने साथियों के साथ काम करते हुए। (फोटो शू हाओ द्वारा)

रही थी। सांस फूलने से उसका चेहरा तमतमा रहा था। उसे खांसी का यह दौरा कुछ देर रहा और फिर बंद हो गया।

"क्या हुआ? मैं तुम्हारे लिए क्या कर सकता हूँ? ऐसा कब से हो रहा है?" मैंने पूछा।

"करीब 20 मिनट से मुझे सांस लेने में दिक्कत हो रही है," उसने जवाब दिया।

"जब दिक्कत शुरू हुई तो तुमने डॉक्टर के लिए क्यों नहीं पुकारा।"

"मैंने आपको रात भर काम करते देखा और यह भी कि अब आखिर में आपको कुछ सुस्ताने का मौका मिला है। मैं आपको परेशान नहीं करना चाहता था। मुझे लगा कि मैं यह खुद ही सह लूंगा।" उसके शब्दों को सुन मेरी आंखों में आंसू छलक पड़े, जिसे रोक पाना मुश्किल था। उसने मुझे एहसास दिलाया

कि मैंने जो भी कठिनाई सही होगी, वह इस काबिल थी। मैंने नर्स से उसका ऑक्सीजन संतृप्तता स्तर जांचने को और उसको सांस लेने में मदद के लिए एक ऑक्सीजन सिलिंडर लाने को कहा। फिर, मैंने उसकी राहत के लिए कुछ दवाइयां लिखीं। धीरे-धीरे उसका खाँसना थम गया और वह पुनः सो गया।

घड़ी रात के 1.40 बता रही थी; मेरी शिफ्ट खत्म होने में बस 20 मिनट थे। जाने से पहले मैंने वार्ड का एक आखिरी चक्कर लगाया। मरीज़ों को सोता देख मेरे मन में यही आकांक्षा जगी कि वे जल्दी ठीक हो जाएं ताकि हर रात आराम से सो सकें। बिस्तर न. 17 के बगल से गुज़रते हुए मैंने पाया कि मरीज़ सो रहा था। लेकिन तभी वह कुछ हिला, "डॉक्टर!"

"कोई परेशानी तो नहीं?"

"नहीं। क्या तुम्हारी ड्यूटी ख़त्म हो गई है?"

"हाँ, मगर फिक्र मत करो। अगली पारी का डॉक्टर तुम्हारी देखभाल करेगा।"

"धन्यवाद!"

"मुझे खुशी है। अब आराम करो, मन को भी आराम दो। अगर किसी भी तरह की असुविधा हो तो मदद के लिए पुकारना।"

उसने सिर हिला कर हामी भरी और अलविदा में हाथ हिलाया।

"डॉक्टर," उसने एक बार फिर कहा।

मैं मुड़ा और उससे पूछा, "तुम्हारे लिए मैं और क्या कर सकता हूँ?"

उसने अपना हाथ बढ़ाया और फिर तुरंत ही वापस ले लिया, किसी बच्चे की तरह जिसे मानो एहसास हुआ हो कि उससे कोई गलती हो गई। वो मुझे संक्रमित नहीं करना चाहता था लेकिन मैंने भी उसे निराश नहीं करना चाहा। बगैर किसी हिचक के, मैं उसके बिस्तर की ओर बढ़ा और उसका बढ़ा हुआ हाथ ज़ोर से थाम लिया।

"हिम्मत रखो!" मैंने कहा।

अस्पताल एक ऐसी जगह होती है जहाँ पीड़ा आम बात होती है। आये दिन इतने सारे मरीज़ों का उपचार करते-करते, डॉक्टर उनकी पीड़ा के प्रति उदासीन हो सकते हैं, जैसे वे रोगाणुनाशकों की तीव्र गंध के आदी हो जाते हैं।

मरीज़ों के लिए डॉक्टर उनके रक्षक व देवदूत हैं जो उनकी उम्मीद बनाये रखते हैं और बीमारियों पर विजय पाने में मदद करते हैं। एक छोटा हृदयस्पर्शी शब्द या इशारा भी, रात की कठोर ठंड को हरा सकता है। मेरे रक्षात्मक पोशाक के भीतर "बारिश की बूंदें" अभी भी ठंडी महसूस हो रही थीं लेकिन मेरे हृदय में एक गर्मी का एहसास था।

बिस्तर संख्या 27 से एक आभार-पत्र ने मुझे आत्मविश्वास से भर दिया

दिनांक: *8 फरवरी 2020*

स्थान: *वूहान*

दस्तावेजीकरण: *ली शियुली, चिकित्साकर्मी, बीजिंग विश्वविद्यालय का चीनी औषधि व औषधशास्त्र, डोंगफांग अस्पताल*

इससे पहले कि मैं वूहान की दृश्यावली व लोक संस्कृति का ठीक से आनन्द ले सकती, मैं शहर में महामारी की लपेट में आ चुकी थी।

सुबह 5 बजे, मैं शौच के लिए भी अभी तैयार न थी पर नाश्ते के तौर पर मैंने ज़बरन तीन चम्मच सूप लिये। मैं विलग वार्ड में अपना दिन का कार्य शुरू करने जा रही थी।

किसी ने मुझसे कहा था कि अगर हर्ष या अवसाद का अनुभव करना हो तो सबसे अच्छी जगह है अस्पताल का वार्ड।

(1) एक-दूसरे का हाथ थामे उम्र गुज़ार दो

बिस्तर न. 27 पर डैंग दादी, खुद-ब-खुद अपना सिर भी नहीं हिला पा रही थी। उनके पति, बाय दादा उनकी देखभाल कर रहे थे। चेहरे और मानसिक स्थिति पर गौर करें तो सुश्री डैंग अपने पति से कहीं अधिक बूढ़ी दिखती थीं। बहरहाल, श्री बाय की नज़र में वह बस कर्त्तव्यपरायण, दयालु व कर्मठ इंसान

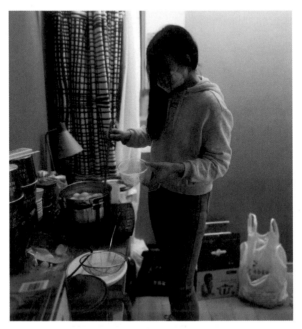

लियु शियाओचुन अपना खाना तैयार करती हुई।

थीं। अपनी जवानी में वह एक आदर्श मेहनतकश औरत थी। उनमें कैंसर होने की पुष्टि के बाद उनका स्वास्थ्य तेज़ी से गिर रहा था। इसकी वजह से वह अपनी उम्र से कहीं ज़्यादा बूढ़ी नज़र आने लगी थीं।

"जवानी में कठोर मेहनत ने उसका स्वास्थ्य निचोड़ दिया और अब वह इस रोग से ग्रसित हो गई हैं," श्री बाय ने आह भरते हुए कहा। "मुझे उसकी बहुत चिंता रहती है।" जब मैंने उन्हें बताया कि हम बीजिंग से पारम्परिक चीनी औषधि चिकित्सा दल से हैं तो उनकी आंखों में आंसू भर आये। "आपकी आवाज सुनने मात्र से मैं बेहतर महसूस करने लगी हूँ," उन्होंने कहा। "आपका आना आश्वस्त करता है।"

जवानी में श्री बाय, बीजिंग के चांगपिंग ज़िला में सेना में कार्यरत थे। वहाँ के अनुभवों से वह बीजिंग के लोगों के प्रति गहन एकात्मता का भाव महसूस करते थे। जब मैंने सुश्री डैंग का जलसेक किया तो श्री बाय बोले, "धन्यवाद, बेटे! आज लालटेन (चीनी नववर्ष से संबंधित) का त्यौहार है और हमारा इलाज करने के लिए तुम अपने परिवार के साथ रहने के इस अवसर को त्याग रहे हो। बहुत आभार!" उनके हृदयस्पर्शी शब्दों से मेरी आंखों में आंसू आने को हुए। उन्हें रोकने की पूरी कोशिश करते हुए मैंने जवाब दिया, "डैंग दादी, आपको हिम्मत रखनी है। जब आप ठीक हो जाएं तो बीजिंग ज़रूर आयें।" बुजुर्ग दंपति के चेहरों पर बहुत दिनों बाद मुस्कराहट फैली।

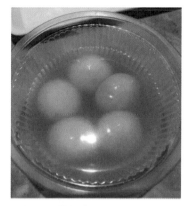

चिकित्साकर्मियों के लिए बनाये गये मीठे गुलगुले।

(2) विषाणु मेरा शरीर तोड़ सकता है लेकिन मेरी आत्मा कभी नहीं

एक सत्तर साल से अधिक उम्र के मरीज़ थे, जिन्हें बिस्तर न. 30 सौंपा गया था। उनका अधिक से अधिक समय कुर्सी पर ही बैठने का आग्रह रहता था, यहाँ तक कि जलसेक लेते हुए भी। इस बात ने मुझे थोड़ा अचम्भे में डाला। ये बुजुर्ग इतने 'हठी' क्यों हैं? उन्होंने समझाया, "विषाणु मेरा शरीर तोड़ सकता है, लेकिन मेरी आत्मा कभी नहीं। मैं लेटा नहीं रह सकता। मैं पूरी हिम्मत से, जितना समय बैठ सकता हूँ, बैठूंगा। हमें एकदम नहीं लेट जाना चाहिए कि रोग हमारी आत्मा पर हावी हो जाए। विषाणु को मात देने के लिए मैं आपके निर्देशों का पालन और उपचार को सहर्ष ग्रहण करता हूँ।" मैंने उन्हें शाबाशी का इशारा किया। ये बुजुर्ग महामारी से लड़ने की निरंतर हिम्मत के प्रतिरूप थे। हम इस लड़ाई को जीतने में साथ मिलकर प्रयास करें।

(3) एक-दूसरे का हाथ थामे रहना, प्रेम दर्शाने का सबसे अच्छा तरीका है

बिस्तर नं. 43 की महिला निराश दिख रही थीं। मैंने अनुमान लगाया कि कुछ गड़बड़ है और उसकी जांच के लिए डॉक्टर को बुलाना चाहा लेकिन उन्होंने मुझे रोका। उन्होंने मुझसे कुछ कहने के लिए मुंह खोला ही था पर फिर रुक गईं। मैंने उनसे पूछा कि क्या परेशानी है। उन्होंने बताया कि उनके पति तीसरी मंज़िल के वार्ड में हैं लेकिन इलाज से उनकी हालत में कोई सुधार नहीं हो रहा है। वह अपने मोबाईल से उन्हें लगातार फोन व एस.एम.एस. कर रही हैं लेकिन कोई जवाब नहीं आ रहा। "मैं हिम्मत बांधे हुए हूँ और अपने आप को लगातार कहती रहती हूँ कि मैं विषाणु को मात दे सकती हूँ। लेकिन मेरे पति कमज़ोर हैं। मैं उन्हें अच्छी तरह जानती हूँ। वे हर समय मुझ पर ही निर्भर रहते हैं और मुझे डर है कि कहीं वह हिम्मत न हार जाएं।" अपने पति की चिंता में वे रोने

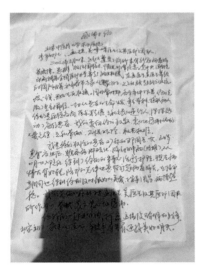

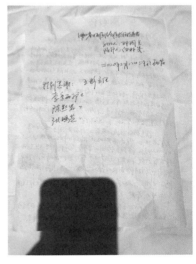

एक मरीज़ द्वारा आभार-पत्र।   चिकित्साकर्मियों को एक मरीज़ द्वारा लिखा आभार-पत्र।

लगीं। मैंने उनका हाथ थामा और दिलासा दी, "आपके पति हार नहीं मानेंगे, और हम में से भी कोई हार नहीं मानेगा। हिम्मत रखो. . . .।"

उस दिन मेरी ड्यूटी खत्म हो ही रही थी कि बिस्तर न. 27 पर दंपति द्वारा लिखा मुझे आभार-पत्र मिला। उसे पाते ही मुझे यूँ लगा कि मेरी पूरी थकावट फुर्र हो गई हो। ज़िम्मेदारी और ध्येय ने मुझे पूरी तरह ऊर्जावान बना दिया। मैंने संकल्प लिया कि आने वाले दिनों में मैं और अधिक मेहनत से काम करूंगी। वूहान, हिम्मत रखो! पूरब के लोगो, हिम्मत रखो!

मीठे गुलगुले और आभार-पत्र

दिनांक: 8 फरवरी 2020

स्थानः संक्रामक रोग विभाग, शियाओगन केन्द्रीय अस्पताल, हुबेई प्रांत

दस्तावेजीकरणः झाओ लियुयिन, श्वास औषधि नर्स तथा हुबेई प्रांत की सहायता के लिए चोंगछिंग आपातकालीन चिकित्सा केन्द्र के सर्वप्रथम चिकित्सा दल की सदस्य

आज 'लालटेन त्यौहार' है। काम से छूटने के बाद, शियाओगन केन्द्रीय अस्पताल की प्रमुख नर्स तांग मिल ने इस अवसर पर हमारे लिए मीठे गुलगुले बनाए।

मेरे लिए वह दिन दरअसल मेरे दिल को छू कर और विशेष बन गया जब मरीज़ों से मुझे तीन-तीन आभार-पत्र मिले।

"तुम रोज़ भारी-भरकम रक्षात्मक पोशाक पहने रहती हो। हालांकि मैं तुम्हारा चेहरा देख तो नहीं सकता हूँ, लेकिन मैं जानता हूँ कि तुम दुनिया में सबसे प्रशंसनीय व्यक्तियों में हो,"

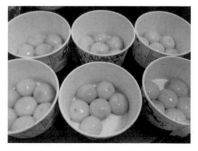

चिकित्साकर्मियों के लिए तैयार किये गये मीठे गुलगुले।

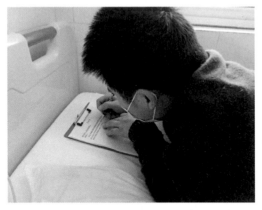

हालांकि मैं तुम्हारा चेहरा देख नहीं सकता हूँ लेकिन मैं जानता हूँ कि तुम दुनिया में सबसे प्रशंसनीय लोगों में हो।

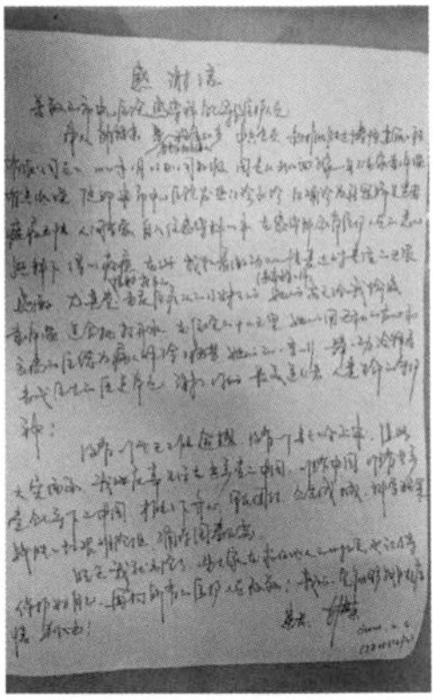

एक मरीज़ द्वारा आभार-पत्र।

शियाओगन के केन्द्रीय अस्पताल के द्वितीय विलग क्षेत्र में एक मरीज़ द्वारा लिखे पत्र के शब्द थे।

इस आभार-पत्र को पढ़ते हुए मेरी आंखें भर आईं। यह एक विशेष नियति रही होगी जो तुम्हें चोंगछिंग के चिकित्सा दल के पास ले आई। हालाँकि हम एक विलग वार्ड में मिले, मगर इससे कोई फर्क नहीं पड़ता क्योंकि हमारे लक्ष्य व आकांक्षाएं एक ही हैं – रोग को परास्त करना।

जब तुम असहाय थे, हम तुम्हें सहारा व प्रोत्साहन देने आए। तुमसे बातों ही बातों में मुझे पता चला कि हम दोनों 1980 दशक के अंतिम सालों की हम-उम्र हैं। इससे हमारे पास बहुत सी बातें साझा करने को थीं और हमारा संबंध एक नर्स व मरीज़ से बढ़कर, अच्छी सहेलियों का हो गया।"

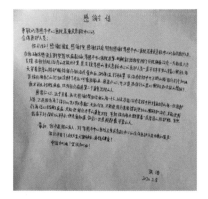

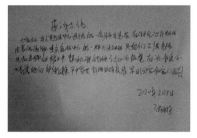

感谢信

中国加油！武汉加油！

张海
2020.2.8

एक मरीज़ द्वारा आभार-पत्र।

感谢信

2020年2月8日

एक मरीज़ द्वारा आभार-पत्र।

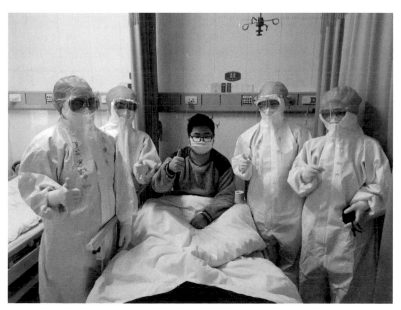

चिकित्साकर्मी, एक मरीज़ के साथ फोटो खिंचवाते हुए।

"लाल क्षेत्र" को स्नेहिल उष्णता देना

दिनांकः *13 फरवरी 2020*

स्थानः *वूहान जिनयिंतान अस्पताल*

दस्तावेजीकरणः *वू हाओजी, चोंगछिंग आपातकालीन चिकित्सा केन्द्र (चोंगछिंग विश्वविद्यालय केन्द्रीय अस्पताल) की एक चिकित्साकर्मी*

13 फरवरी को वूहान के आसमान में बादल छाए हुए थे और तेज़ हवा चल रही थी। वूहान जिनयिंतान अस्पताल में काम शुरू किये हुए मुझे 16 दिन हो चुके थे।

उस दिन मैं सुबह 8 बजे से शाम 6 बजे की पारी में काम कर रही थी। मैं जिनयिंतान अस्पताल, जो कोविड-19 मरीज़ों को लेने वाली पहली चिकित्सकीय सुविधा थी, उससे दो किलोमीटर पर ही रह रही थी। एक कहावत बन गई है, "चीन, दुनिया के ध्यान का केन्द्र है; हुबेई, चीन के ध्यान का केन्द्र; वूहान, हुबेई के ध्यान का केन्द्र; और जिनयिंतान अस्पताल वूहान के ध्यान का केन्द्र है!"

विलग वार्डों (जिन्हें 'लाल क्षेत्र' कहा जाता है) में प्रवेश करने के लिए, सख्त नियमों के अनुसार, लोगों को हवा-बंद रक्षात्मक पोशाक पहने होना होता है। इस संबंध में किसी भी तरह की लापरवाही के गंभीर परिणाम हो सकते हैं। यह जोखिम उठाना मेरे दैनिक काम का हिस्सा है। रक्षात्मक पोशाक दुनिया में मेरा सबसे पसंदीदा नया पहनावा है।

पिछली पारी के कर्मियों से पूरी सावधानीपूर्वक कार्यभार लेते हुए, मैंने दिन का अपना काम शुरू किया। सर्वप्रथम मैंने सुबह के प्राथमिक नर्सिंग कार्य किए, अंतःशिरा जलसेक दिए तथा जांच के लिए खून के नमूने तथा गले, नाक व मलद्वार से रुई पर नमूने लिए यह पूरा हो जाने पर, अगला काम था वार्ड की सफाई। रोग प्रकोप होने के बाद शहर में नियमित कर्मी कम ही रह गये थे क्योंकि अधिकांश तो वसंत महोत्सव की छुट्टियों में अपने घरों को लौट गये थे, कुछ अपने घरों में स्व-संगरोध में थे और अन्य महामारी रोकथाम व

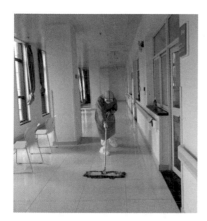

वू हाओजी, विलग वार्डों में सार्वजनिक जगह की सफाई करती हुई।

नियंत्रण में प्रशिक्षित नहीं थे। ऐसे में, चिकित्सा पेशेवर ही सफाई की अधिकांश ज़िम्मेदारियां भी संभाले थे।

हमारे विभाग में 10 विलग वार्ड हैं, जिनमें प्रत्येक में चार बिस्तर और मरीज़ों के लिए चलने-फिरने के लिए एक चौड़ा गलियारा है। लेकिन जगह जितनी खुली होती है, उसमें सफाई व कीटाणु से मुक्त रखने का काम उतना ही कठिन होता है। मैं एक वार्ड में फर्श पर पोछा लगा रही थी कि ली नाम की एक बुजुर्ग महिला मुझसे यूं बात करने लगीं जैसे वह अपनी पोती से कर रही हो। "बच्चे! तू चोंगछिंग से इतनी दूर यहाँ हमारी देखभाल के लिए आई है। अपने को थका मत और थोड़ा सुस्ता ले। अगर तुझे कुछ हो गया तो फिर हमारी देखभाल कौन करेगा?" उनके स्नेहिल शब्दों ने मुझे भावविभूत कर दिया। हालाँकि मेरे कपड़े पसीने से तरबतर थे, "लाल क्षेत्र" के हाद्रिक माहौल ने हर मरीज़ के लिए आरामदायक वातावरण सुनिश्चित करने के लिए मुझे प्रोत्साहित किया।

महामारी के खिलाफ जंग एक निर्णायक दौर में पहुँच चुकी है। मुझे विश्वास है कि एक दिन वार्डों से दद्रनाक कराहट, निराशा व अंधेरा उठ जाएगा। जब वसंत की हवा बहेगी, चैरी के पेड़ों पर खिल रही बौर, फूलों के खूबसूरत बादल बना कर धूप को रोकेंगे। सद्र, कठोर भूमि पर वसंत का बीज अभी से फूटने लगा है।

हम इस लड़ाई से हारना वहन नहीं कर सकते, अतः हमें अपनी क्षमताओं को परस्पर संयुक्त करना होगा। आज के हमारे प्रयास इतिहास में दर्ज होंगे। इस विशेष कठिन समय में, मुश्किलों से पार पाने के लिए चीन में सब लोग एकजुट हो रहे हैं।

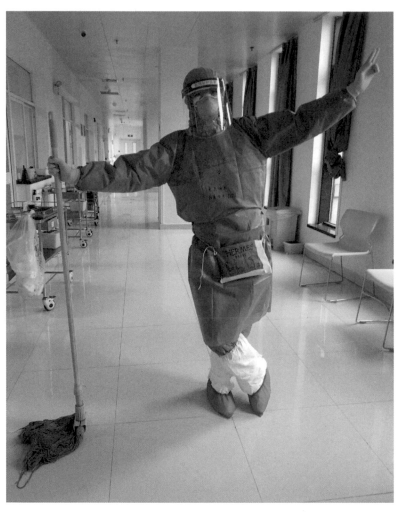

वू हाओजी

"ईंधन भरने के स्टेशन"

दिनांक: 15 फरवरी 2020

स्थान: हुआंग्गैंग दाबीशान क्षेत्रीय चिकित्सा केन्द्र, हुबेई प्रान्त

दस्तावेजीकरण: झैंग जिंगजिंग, हुबेई के सहायतार्थ प्रथम शानदोंग चिकित्सा दल की सदस्य तथा शानदोंग विश्वविद्यालय के चिलू अस्पताल के श्वसन विभाग की प्रमुख नर्स

15 फरवरी 2020 तक हमें हुआंग्गैंग शहर में रहते 22 दिन हो चुके थे। हमने दाबीशान क्षेत्रीय चिकित्सा केन्द्र को बिल्कुल शुरू से उभरते, विलग वार्ड स्थापित करते व बिस्तरों की संख्या बढ़ाते देखा। कुछ मरीज़ ठीक होकर अस्पताल से छुट्टी पा गये और नये संक्रमित मरीज़ आये। हम सबसे कठिन दौर पार कर चुके थे। जैसे-जैसे ठीक हो रहे मरीज़ों की संख्या का बढ़ना जारी है, हम अंततः राहत की सांस ले सकते हैं। शुरू में तो मैंने कई रातें बिना सोये बिताईं। हुआंग्गैंग आने के बाद कल पहली रात थी कि मैं पूरी तरह निश्चिंत सोई।

यहाँ मैंने कई मार्मिक क्षण देखें। अस्पताल से छुट्टी पाते मरीज़ों की मुस्कराहटों ने मुझे गद्गद् किया और उनके अनेक आभार संदेशों से मैं भावुक

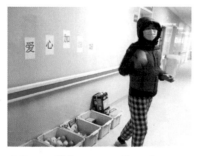

चिकित्साकर्मियों द्वारा स्थापित "ईंधन भरण स्थल" से अपना पसंदीदा नाश्ता व फल लेती एक मरीज़।

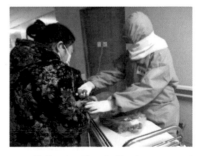

एक चिकित्साकर्मी मरीज़ों को फल बांटते हुए।

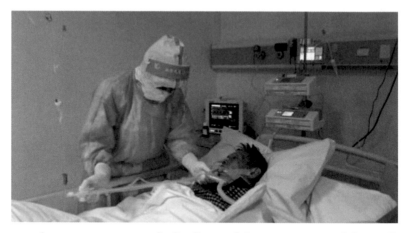

एक मरीज़ का उपचार करता शानदोंग विश्वविद्यालय के चिलू अस्पताल का एक चिकित्साकर्मी।

हुई। "मैंने आपको सुबह 4 बजे तक भी काम में व्यस्त देखा। आप बहुत ज़्यादा मेहनत करती हो," अपने कपड़ों पर हाथ फेरते हुए एक शर्मीला लड़का बोला। एक अवकाश-प्राप्त सैनिक ने विदा होते समय हमें फौजी सलामी दी। अस्तपाल से छुट्टी पाने से पहले, एक अधेड़ महिला ने कहा, "हुआंग्गैंग के निवासी, शानदोंग द्वारा सहायता को कभी नहीं भूल सकते।" ऐसे-ऐसे शब्द हमें महामारी को हराने में हमारा आत्मविश्वास बढ़ाते हैं।

हम पर विलग वार्डों में मरीज़ों की देखभाल व उपचार की ज़िम्मेदारी थी। हम पर उनकी दैनिक ज़रूरतों का भी ख्याल रखने का ज़िम्मा था। हमने हर वार्ड में दवा के अलावा फल, दूध, स्वच्छ स्वास्थ्यकर खाद्य पदार्थों व अन्य ज़रूरतों की भी आपूर्ति की, जिसे हमने "ईंधन भरने का स्टेशन" का नाम दिया। हमारी कोशिश रही कि मरीज़ अधिक पोषण द्वारा अपनी रोग-निरोधक शक्ति बढ़ा कर अपने स्वास्थ्य सुधार में तेज़ी लायें।

हम एक महान देश में रह रहे हैं और किसी भी चुनौती से नहीं घबराते हैं। यह मातृभूमि है जहाँ हमारे सपने पूरे हुए हैं। हमारी राह में कितने भी कांटे भरे क्यों न हों, हम अंततः अपना लक्ष्य हासिल कर के ही रहेंगे। हम आगे बढ़ना कभी नहीं रोकेंगे क्योंकि लक्ष्य ही निरंतर प्रयास के काबिल है।

चीन की खुशहाली की सुरक्षा के लिए हम अपने युवाओं व जीवन को लगाने के प्रति उत्साहित हैं।

महामारी डायरीः मरीज़ों के विश्वास का मूल्य

दिनांक: *20 फरवरी 2020*

स्थान: *वूहान जिनयिंतान अस्पताल*

दस्तावेजीकरण: *वू हाओजी, चोंगछिंग आपातकालीन चिकित्सा केन्द्र के आपातकालीन विभाग (चोंगछिंग विश्वविद्यालय केन्द्रीय अस्पताल) के द्वितीय चिकित्सा दल की सदस्य व आपातकालीन विभाग में कार्यरत नर्स*

अपने उपचार कार्य को सुचारु रूप से चलते व अस्पताल से अधिकाधिक मरीज़ों को छुट्टी पाते देख हमें खुशी है। कल व परसों, दो ठीक हो चुके मरीज़ हमें आभार प्रकट करने लौटे। गुओ दादा ने चिकित्साकर्मियों का आभार व्यक्त करने के लिए हमारे साथ एक छोटा वीडियो बनाया। सुश्री चैन ने एक लंबा आभार-पत्र लिखा।

हम जब 69 वर्षीय गुओ से पहले-पहल मिले थे तो उनकी हालत गंभीर थी। लेकिन उन्होंने अपना खुशमिज़ाज बनाये रखा। वे एक आशावादी व्यक्ति हैं और हमें अक्सर प्रोत्साहित करते रहते थे। वीडियो में उन्होंने कहा, "मुझे 1 फरवरी को बुखार हुआ और मैं अपने आप बड़ी मुश्किल से खड़ा हो पा रहा था. . . . मैं अक्सर अन्य मरीज़ों से भी जल्द से जल्द ठीक होने के लिए डॉक्टरों के निर्देशों

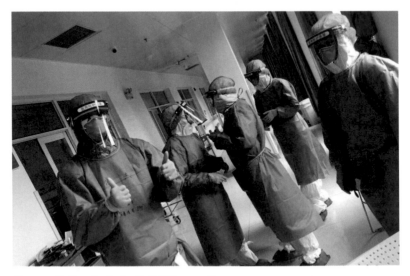

विलग वार्डों में जाने की तैयारी में चिकित्साकर्मी।

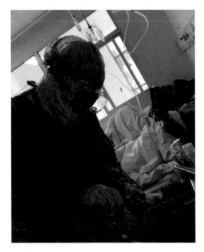

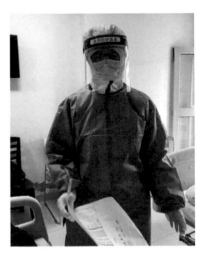

एक चिकित्साकर्मी मरीज़ का उपचार करता हुआ।

वार्ड में व्यस्त एक चिकित्साकर्मी।

का पालन करने के लिए कहती थी। डॉक्टर हमें ठीक कर देंगे। सुधार जल्दी सुनिश्चित करने के लिए हम दहशत में न आएं।"

एक बार गुओ ने मुझे बताया कि उनकी बहन व परिवार के अन्य सदस्य भी संक्रमित होकर अलग-अलग अस्पतालों में विलग वार्डों में उपचार ले रहे होंगे। बावजूद इसके मैंने उनके चेहरे पर निराशा का चिन्ह तक कभी नहीं देखा। इसके विपरीत, वे अक्सर हमें प्रोत्साहित ही करते रहते। उनके शब्दों में, सकारात्मक दृष्टिकोण उत्कृष्ट उपचार साबित हुआ।

सुश्री चैन ने हमें आभार का एक लंबा पत्र लिखा। उस पत्र में उन्होंने बताया कि जब उन्हें मालूम हुआ कि वह कोविड-19 से संक्रमित हो गई हैं और इलाज के लिए उनको अस्पताल में दाखिल किया गया तो वह दहशत व निराशा में डूब गई थीं। उन्हें बहु-जटिलताओं — अस्वस्थता, बार-बार पेशाब आना, दिल की धड़कन तेज़ होना, अस्थिर रक्तचाप — ने घेर लिया था।

गहन उपचार व मनोवैज्ञानिक परामर्श के बाद, सुश्री चैन आखिर भयमुक्त हुईं, जिसके बाद वह अस्पताल में उनका उपचार कर रहे डॉक्टरों से पूरा सहयोग करने लगीं। वह 11 फरवरी की रात अस्पताल में दाखिल हुई थीं और 19 फरवरी तक उनकी हालत स्थिर हो गई। वह शारीरिक व मानसिक तौर पर पुनः स्वस्थ हुईं। उन्होंने वार्ड में रहते ही, अपने सैल-फोन से ही आभार-पत्र लिखा।

पत्र में उन्होंने लिखा, "यह आपदा बेरहम है, लेकिन इंसान प्रेम से ओत-प्रोत हैं। आपके जैसे, महामारी के अग्रिम मोर्चे पर संघर्षरत चिकित्साकर्मियों व अन्य योद्धाओं के अपार प्रेम व निःस्वार्थ समर्पण ने मेरे दिल को छुआ है और मेरा परिवार बढ़ाया है। आत्मविश्वास व दृढ़-निश्चय से इस विषाणु को परास्त करने में राष्ट्र और पार्टी के कोविड-19 योद्धाओं के लिए मेरे दिल में गहरी जगह बनी है। मैं अपनी व अपने परिवार की ओर से, आपके प्रति सद्भावपूर्ण कृतज्ञता व्यक्त करती हूँ। आप सब बहुत मेहनत से काम कर रहे हैं। आशा है आप अपनी देखभाल भी ठीक तरह से करेंगे और जितनी जल्दी हो सके, अपने घरों को लौट जाएंगे।"

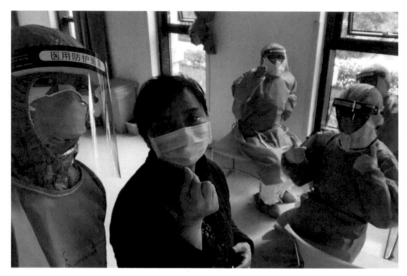

एक मरीज़ चिकित्साकर्मियों के प्रति अपना आभार व्यक्त करते हुए।

और भी अन्य मरीज़ों ने हमें आभार-पत्र लिखे। छुट्टी पाते समय, कई मरीज़ों ने हमें गले लगा कर अपना आभार ज़ाहिर किया। उनका विश्वास, समर्थन व कृतज्ञता हमें और मेहनत करने को प्रेरित करेगा। मुझे एहसास हुआ कि मरीज़ों का विश्वास मेरे जीवन से भी अधिक महत्वपूर्ण है।

झोंगदा अस्पताल दक्षिण-पूर्व विश्वविद्यालय, गुआंगडोंग द्वितीय प्रान्तीय सार्वजनिक अस्पताल, चीनी औषधि के बीजिंग विश्वविद्यालय का डोंगफांग अस्पताल (बी.यू.सी.एम.), चोंगछिंग आपातकालीन चिकित्सा केन्द्र (चोंगछिंग विश्वविद्यालय केन्द्रीय अस्पताल) तथा शानदोंग विश्वविद्यलय के चिलू अस्पताल द्वारा प्रेषित।

भाग – 3

अग्रिम मोर्चे से कहानियाँ: हमारी उत्तर-नब्बे के दशक की पीढ़ी अब बड़ी हो गई है

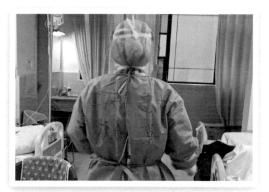

यांग होंगयिंग, अर्बुदशास्त्र व रक्त विज्ञान नर्स, हुबेई के सहायतार्थ चोंगछिंग आपातकालीन चिकित्सा केन्द्र का प्रथम चिकित्सा दल (चोंगछिंग विश्वविद्यालय केन्द्रीय अस्पताल) की सदस्य।

महामारी के खिलाफ लड़ाई की डायरीः हमारी उत्तर-नब्बे के दशक की पीढ़ी अब बड़ी हो गई है

दिनांकः 12 फरवरी 2020

स्थानः वूहान जिनयिंतान अस्पताल

दस्तावेजीकरणः *झाओ लू, सामान्य औषधि नर्स व हुबेई के सहायतार्थ चोंगछिंग आपातकालीन चिकित्सा केन्द्र (चोंगछिंग विश्वविद्यालय केन्द्रीय अस्पताल) के द्वितीय चिकित्सा दल की सदस्य*

वूहान आये हुए मुझे आज सोलहवां दिन है। कल रात पार्टी के शाखा सचिव व अपने भूतपूर्व महाविद्यालय – गुईझाओ टोंग्रेन व्यावसायिक व तकनीकी महाविद्यालय – के नर्सिंग विभाग के शिक्षकों व सहपाठियों से 'वीचैट' पर हमारे बारे चिंता ज़ाहिर करते संदेश मिलने पर मैं बहुत खुश व उत्साहित थी। जब से हुबेई के शहरों के लिए "एक प्रान्त द्वारा एक शहर की मदद" प्रक्रिया अपनाई गई, मुझे पता लगा कि गुईझाओ से मेरे कितने सारे सहपाठी व पूर्व छात्र, यहाँ तक कि मुझसे जूनियर स्कूली विद्यार्थी भी, महामारी से लड़ने यहाँ आये हुए हैं। जब मेरे गुरुजनों को यह पता लगा तो उन्होंने एक 'वीचैट' समूह बनाया जिससे हम एक-दूसरे के संपर्क में रहे ताकि अपने कार्य में आ रही व्यावहारिक कठिनाइयों का समाधान ढूंढ़ सकें, एक-दूसरे का हौंसला बढ़ा सकें और आश्वस्त रहें कि हम यह लड़ाई अकेले नहीं लड़ रहे हैं।

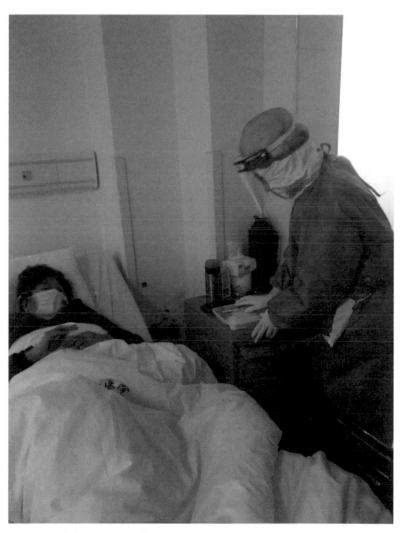

झाओ लू मरीज़ों को खाना वितरित करती हुई।

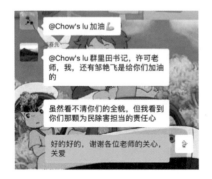
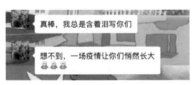

हुबेई के सहायतार्थ, गुईझोऊ टोंग्रेन व्यावसायिक व तकनीकी महाविद्यालय के नर्सिंग महाविद्यालय का 'वीचैट' समूह जिसमें विद्यालय के राहनुमा अग्रिम पंक्ति के चिकित्साकर्मियों का उत्साह बढ़ाते हैं।

पार्टी के शाखा सचिव, तियान ने कहा, "एक महामारी ने अप्रत्याशित रूप से तुम्हें परिपक्व होने में मदद की है। मैं तुम्हारे वृतांत पढ़ता हूँ तो मेरी आंखों में आंसू छलक आते हैं। जब भी तुम्हें फुर्सत हो तो हमसे 'चैट' कर लिया करो, लेकिन अगर तुम थके हुए हो तो जवाब देने का तकल्लुफ मत करना, सिर्फ हमारी इस वार्ता को थोड़ा देख भर लेना और ज़रूर याद रखना। इतना ही काफी होगा कि हम उत्साहजनक अनुभव साझा करें। मैंने महसूस किया कि अपने पूर्व शिक्षण संस्थान के गुरुजनों को हमारी कितनी चिंता है। इस सब से मुझे एकाएक यह भी एहसास हुआ कि हम उत्तर-नब्बे के दशक के पूर्व छात्रगण सबकी रक्षा करने के लिए काफी मज़बूत और सक्षम हैं।"

मैं अपने परिवार में इकलौती बच्ची हूँ और मेरे माता-पिता मुझसे बहुत प्यार करते हैं। महामारी के शुरू होने के पहले तक भी, अपने माता-पिता के सामने मैं एक बिगड़ैल बच्ची की तरह ही व्यवहार करती आई थी। वे हर वक्त कहते, "तुम अब 24 साल की हो चुकी हो, लेकिन अभी भी बच्चियों की ही तरह हो। तुम अभी तक बड़ी नहीं हुई।" और मैं हर बार मुस्करा कर कहती, "क्यों, क्या 24 का होने पर मैं बिगड़ैल बच्ची की तरह व्यवहार नहीं कर सकती?" जब महामारी फूटी, तो मैंने अपना पिट्ठू उठाया और अपनी यात्रा पर निकल गई। उसके बाद फिर कभी किसी बिगड़ैल बच्ची सा व्यवहार मैंने नहीं किया, क्योंकि

मुझे इसका पूरा एहसास है कि अब मैं बड़ी हो गई हूँ। अब मैं औरों की सुरक्षा के लिए काम करूंगी।"

महामारी के खिलाफ लड़ाई की डायरीः आपकी देखभाल करने की अब हमारी बारी है

***दिनांकः** 12 फरवरी 2020*

***स्थानः** वूहान जिनयिंतान अस्पताल*

***दस्तावेजीकरणः** ली जुआन, आपात विज्ञान नर्स, हुबेई के सहायतार्थ चोंगछिंग आपातकालीन चिकित्सा केन्द्र (चोंगछिंग विश्वविद्यालय केन्द्रीय अस्पताल) के द्वितीय चिकित्सा दल की सदस्य*

"व्यस्त लोगों को हर समय लगता है कि समय बहुत तेज़ी से निकला जा रहा है। वूहान में अपने दो सप्ताह के प्रवास के दौरान मुझे लगा कि समय वाकई कितना क्षण-भंगुर होता है। बारह दिन हो गये हैं जब से मैंने जिनयिंतान अस्पताल में दाखिल मरीज़ों की नैदानिक देखभाल करनी शुरू की है और अब सब निर्विध्न चल रहा है। शुरू-शुरू में मैं वार्ड की परिस्थितियों व कार्य-प्रणालियों के बारे में और अपने कार्य-सहयोगियों को लेकर अनभिज्ञ थी। ये सभी प्रतिकूल कारक हमारे लिए एक परीक्षा थे, लेकिन हम कृत-संकल्प रहे और पूरी मेहनत की। संचार में लगातार सुधार करने के बाद, हम एक-दूसरे से बेहतर सहयोग कर रहे हैं व एकजुट हैं। पूरे चिकित्सा दल में अधिकाधिक सामंजस्य है। एक चिकित्साकर्मी से लेकर प्रशिक्षित व हरफनमौला सिपाही तक, मैं सब में परिवर्तन महसूस कर पा रही हूँ।"

"जब मैं बच्ची थी और टीवी पर *पश्चिम की यात्रा* (*जर्नी टू द वेस्ट*) नाटक देखा करती, तो हर वक्त कल्पना करती कि मुझमें भी वानर राजा जैसी योग्यता हो जो खुद को 72 जानवरों व अन्य चीजों के 72 विभिन्न स्वरूपों में परिवर्तित

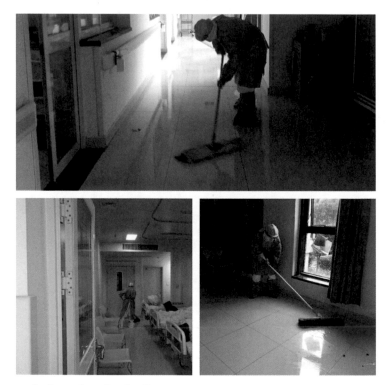

वार्डों की सफाई करती हुईं नर्सें।

कर सकता था। हालांकि 72 तरह के परिवर्तन करने की योग्यता मेरे लिए असंभव है, फिर भी, मैंने वाकई विभिन्न कौशल सीख लिए हैं।"

"मैं बड़ों को यह कहते सुना करती थी कि 'परिस्थिति लोगों को बनाती है'। उस समय मैं इसका अर्थ ठीक से नहीं समझ पाती थी, लेकिन अब मैं समझ सकती हूँ। मैं डार्विन के 'प्राकृतिक चयन तथा योग्यतम की उत्तरजीविता' के सिद्धांत को भी समझ सकती हूँ। जो लोग गद्रिश में पले-बढ़े हैं, वे जीवित रहने के लिए माहौल से तालमेल बैठाने की अपनी क्षमता में सुधार करने के

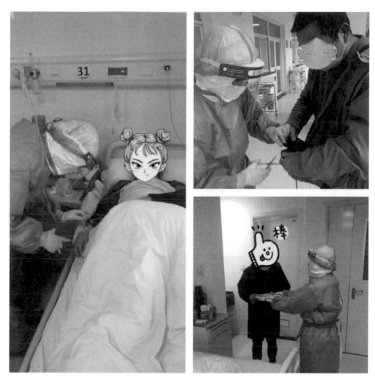

सामान्य चिकित्सकीय देख-रेख के अलावा, नर्सें और भी कई भूमिकाएं निभाती हैं।

रास्ते तलाश लेंगे व अपने स्व-सुधार गुणों का इस्तेमाल करेंगे हम ठीक यही तो अनुभव कर रहे हैं, नहीं?"

"काम नीरस व कठिन है, लेकिन हम हर समय उससे सुलटने की तरकीबें सोच सकते हैं। हम न सिर्फ 'दानवों' से लड़ने के लिए खुद को 'अल्ट्रामैन' में परिवर्तित कर सकते हैं बल्कि, विभिन्न परिस्थितियों के अनुसार कभी भी अपने व्यक्तित्वों को बदल सकते हैं। मरीज़ों को जब उपचार की ज़रूरत होती है, तो हम नर्स होती हैं; जब उन्हें दिलासा की ज़रूरत होती है तो हम मनोवैज्ञानिक

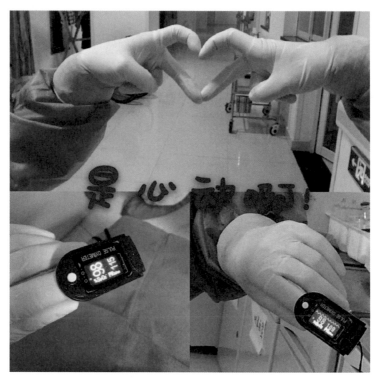

नर्सें अपनी उंगलियों से दिल का आकार बनाकर मरीज़ों का उत्साह बढ़ाते हुए।

बन जाती हैं; जब उन्हें स्नेह की जरूरत होती है तो हम पारिवारिक सदस्य हो जाती हैं; जब उनको भोजन चाहिए होता है तब हम भोजन-प्रबंधकर्ता बन जाती हैं; जब उन्हें स्वच्छ वातावरण की ज़रूरत होती है, तो हम सफाईकर्मी बन जाती हैं; और जब उनकी आमोद-प्रमोद व मनोरंजन की इच्छा होती है, तो उनके साथ मस्ती करने में हमें खुशी होती है. . .। मैंने कभी सोचा नहीं था कि मैं इतनी प्रतिभाशाली हूँ।"

सार्स (एस.ए.आर.एस.) प्रकोप के बाद, हमारे वरिष्ठ साथी हमें सुरक्षित करने

आये। लेकिन अब यह हमारी, उत्तर-नब्बे के दशक की पीढ़ी की ज़िम्मेदारी है कि हम सबको सुरक्षित रखें, क्योंकि हम अब बड़े हो चुके हैं! हम अपनी ज़िम्मेदारी व कृतज्ञता के चलते यह सब करते हैं। इस वजह से आप और मैं चीन में एक-दूसरे के साथ डटे हुए हैं, एक आत्मीय परिवार की तरह। सिर्फ इसलिए कि हमारी मातृभूमि न्याय व प्रेमपूर्ण है और हमारे बहुत प्रतिभाशाली साथी हैं, तूफान से भिड़ने में हम अपने आप को अकेला नहीं पाते हैं।

महामारी के खिलाफ लड़ाई की डायरीः बेहतर है कि मैं एक महिला योद्धा हूँ, बजाय कि सुकुमार 'नाविक चन्द्रमा' (सेलर मून)

दिनांकः *13 फरवरी 2020*

स्थानः *हानचुआन लोक अस्पताल, शियाओगन शहर, हुबेई प्रान्त*

दस्तावेजीकरणः *यांग होंगयिंग, अबुद्रशास्त्र व रक्त विज्ञान नर्स व हुबेई के सहायतार्थ चोंगछिंग आपातकालीन चिकित्सा केन्द्र (चोंगछिंग विश्वविद्यालय केन्द्रीय अस्पताल) के द्वितीय चिकित्सा दल की सदस्य*

"समय कितनी तेज़ी से निकल जाता है। मुझे हानचुआन आये 15 दिन हो गये हैं। हालांकि यह एक अल्प अवधि ही है लेकिन मैं अपने भीतर तीव्र विकास महसूस कर सकती हूँ।"

हानचुआन, शियाओगन शहर के अंतर्गत एक काउंटी-स्तरीय छोटा नगर है। यहाँ आने से पहले, मुझे पता ही नहीं था कि हुबेई में ऐसी भी कोई जगह है। बहरहाल, यहाँ युद्ध कार्य आसान नहीं है। यहाँ बहुत सारे पुष्ट व संदिग्ध मरीज़ हैं। चोंगछिंग आपातकालीन चिकित्सा केन्द्र से चिकित्सा दल के पहले जत्थे में हल्के मामलों के लिए हमारा 15–सदस्यीय समूह सहायता प्रदान करने के लिए यहां आने वाली प्राथमिक चिकित्सा टीम है। सभी के लगातार प्रयासों से हमारा काम धीरे-धीरे सही रास्ते पर आ रहा है। अस्पताल के मरीज़ों में इलाज

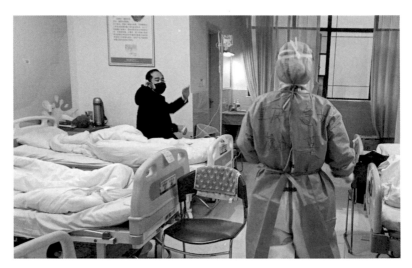

वार्ड में काम करती यांग होंगयिंग।

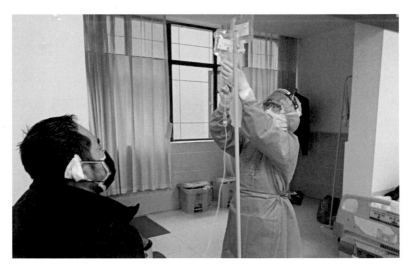

वार्ड में ड्रिप बदलती यांग होंगयिंग।

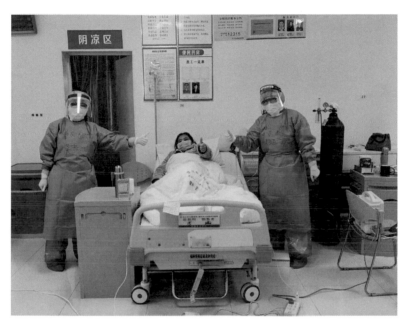

बिस्तर पर मरीज़ और चिकित्साकर्मी, हिम्मत बढ़ाने का इशारा करते हुए।

का प्रभाव लगातार बेहतर हो रहा है और वार्डों में मरीज़ों का ठीक से सो पाना अधिकाधिक स्थिर हो रहा है। ये परिवर्तन हमें बहुत उत्साहित करते हैं।

मैं अभी जवान ही हूँ और अपने माता-पिता की नज़रों में तो अभी भी छोटी ही हूँ जो हर समय एक बिगड़ैल बच्ची की तरह व्यवहार करती आई है। इस अभियान से पहले मैं अक्सर अपने आप को जापानी कॉमिक चरित्र सुकुमार 'सेलर मून' की तरह देखती थी। यहाँ आने के बाद मैं विषाणु निमोनिया से ग्रसित मरीज़ों के विलग वार्डों में काम करती हूँ। मेरी कल्पना में इससे ज़्यादा खतरनाक "अग्रिम मोर्चा" नहीं हो सकता। मैं चिकित्सा दल के वरिष्ठ सदस्यों द्वारा महामारी के युद्ध में योद्धाओं की तरह तुरंत ही कूद पड़ने से बहुत हैरान हुई थी। मैं खुद से बोली, "लड़ाई के मैदान में, मैं एक सिपाही हूँ। मुझे अपने

बचपन के स्वरूप को अलविदा कहना होगा।" अल्प समय में ही रक्षात्मक पोशाक मेरा कवच बन गया और मैं 'सेलर मून' के सिपाही में तब्दील हो गई।

बतौर नर्स, मेरा दैनिक काम कमोबेश एक जैसा है: जलसेक देना, खाने की दवाई बांटना, ऑक्सीजन व श्वास थैरेपी देना, वायु विलय व नेबुलाईज़ेशन थैरेपी देना, मनोवैज्ञानिक देख-रेख, भोजन के डिब्बों का वितरण तथा मरीज़ों को अपने थूक व लार को ठीक से संभालना सिखाना। मैं आमतौर पर बिस्तरों, ड्रिप-स्टैण्ड, बिस्तर की बगल में मेज़, मोढ़ा, फर्श, दरवाजों के हत्थों, शौचालय आदि को साफ करने में कीटाणुनाशक का इस्तेमाल करती हूँ। एक अन्य विशेष काम होता है मरीज़ों को आवश्यक सामान ढूंढ़ने में मदद करना क्योंकि विलग के नियम-सिद्धांतों की वजह से मरीज़ों के परिवार-सदस्य अपने मरीज़ों से नहीं मिल सकते, अतः ये सामान केवल चिकित्साकर्मी ही मंगवा व प्राप्त कर सकते हैं। हालांकि यह मामूली ही काम है, लेकिन मैंने खुद से कहा कि युद्ध के मैदान में सब काम

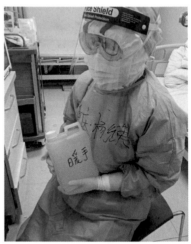

चोंगछिंग टीसीएम अस्पताल की एक चिकित्साकर्मी काम की थकावट के बाद फुर्सत के क्षणों में। ऐसे कर्मियों की सफेद परिधान में देवदूत होने की मान्यता व दुनिया भर में सर्वाधिक प्रशंसनीय लोगों के तौर पर इज्जत होती है।

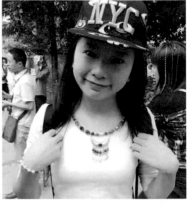

नब्बे के दशक के पश्चात् की नवयुवती, यांग होंगयिंग, एक सही उदाहरण है।

महत्वपूर्ण होता है, और पूरी लड़ाई को जीतने के लिए छोटे से छोटा काम भी सर्वाधिक मददगार होता है।

हानचुआन लोक अस्पताल के पुराने अस्पताल के प्रांगण की स्थिति ठीक नहीं है। कई वार्डों में केन्द्रीय ऑक्सीजन आपूर्ति नहीं है। लेकिन कई मरीज़ जिन्हें यह विषाणुजनित निमोनिया हुआ है, उन्हें ऑक्सीजन की ज़रूरत होती है। हम क्या कर सकते हैं? मुझे देखो न! 'सेलर मून' अब 'सैम्सन' बन गई है जो ऑक्सीजन का सिलेंडर उठा कर ला सकती है!

फरवरी में हानचुआन में अभी भी ठण्ड है। विलग वार्डों को वातानुकूलित नहीं किया जा सकता और रक्षात्मक पोशाक के अंदर ऊनी जैकेट नहीं पहना जा सकता। लंबी, ठण्डी रातें कैसे गुज़ारें? 'सेलर मून', 'डोरेमॉन' में परिवर्तित हो जाती है और हथेलियों को गर्म रखने वाला उपाय निकाल लेती है!

कौन है जो नन्हीं राजकुमारी नहीं होती, हैं? क्या इस तरह मेहनत करने का कोई फायदा है? लेकिन जब मरीज़ों के चेहरों पर मुस्कान उभरती है, तो हमारी जैसी सुकोमल राजकुमारियों को अपना उत्तर मिल जाता है। "दस मील की वसंत की हवा की तुलना भी तुमसे नहीं की जा सकती।" जब तक मरीज़ स्वस्थ व खुशहाल हैं, तब तक हर दिन एक खिला सुनहरा दिन है!

चोंगछिंग आपातकालीन चिकित्सा केन्द्र (चोंगछिंग विश्वविद्यालय केन्द्रीय अस्पताल) द्वारा प्रेषित।

भाग – 4

अग्रिम मोर्चे से कहानियाँः मेरे लिए सबसे संतोषजनक बात यह है कि अस्पताल से लोग लगातार ठीक होकर घर जा रहे हैं

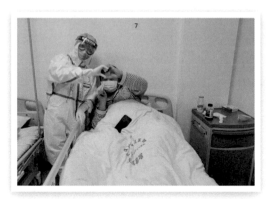

ताओ जिंग, चोंगछिंग आपातकालीन चिकित्सा केन्द्र
(चोंगछिंग विश्वविद्यालय केन्द्रीय अस्पताल) के सामान्य
औषध विभाग की प्रमुख व उनकी मरीज़

प्रस्थान से पहले वार्डों के आख़िरी चक्कर

दिनांक: *13 फ़रवरी 2020*

दस्तावेजीकरण: *ली रुई, चोंगछिंग विश्वविद्यालय केन्द्रीय अस्पताल के सघन देखभाल विभाग की उप- निदेशक*

पहले चन्द्र माह के दूसरे दिन, 26 जनवरी की शाम को जब मैं हुबेई के लिए चोंगछिंग से चली थी, उसे अब डेढ़ महीना हो चला है। 30 जनवरी को मुझे शियाओगन के केन्द्रीय अस्पताल के विलग वार्ड क्षेत्र के सघन देखभाल समूह में काम करने के लिए नियत किया गया। इस समूह में 60 डॉक्टर ज़ोन 1, 2 व 3 में बचाव कार्य करते हैं। समूह के सदस्य शुरू से ही दुरूह महामारी के विरुद्ध युद्ध कार्य में लग गए।

आज हम इस विलग क्षेत्र से एक लघु अवकाश ले रहे हैं। लौटने पर हमें अन्य विलग इलाकों या पदों पर काम के लिए नियत किया जाएगा। संभव है कि हमें इस निश्चित विलग वार्ड में लौटने का अवसर न मिले। इसलिए इन वार्डों का आखिरी बार निरीक्षण करने हम काम पर गये। हमने रोज़मर्रा के सभी काम निपटाए लेकिन इस बार मिश्रित भावनाओं के साथ। हर वार्ड व उनमें भर्ती मरीज़ों ने हम पर गहरा प्रभाव छोड़ा है।

उस दिन, फैन लीपिंग और मैं सुबह-सुबह निर्धारित समय से पहले ही काम पर पहुँच गये। वार्ड के दौरों के प्रभारी के तौर पर, सी.क्यू.एम.यू. (चोंगछिंग

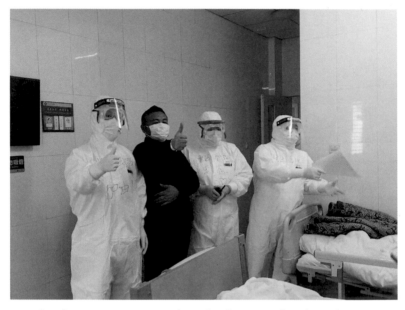

एक मरीज़ के पुनः स्वस्थ व अस्पताल से छुट्टी पाते समय अलविदा के क्षण में।

मेडिकल युनिवर्सिटी) के तृतीय संबद्ध अस्पताल के डॉक्टर झैंग ली, चोंगछिंग के नवम लोक अस्पताल के डॉक्टर शई काईडे और मेरी ही सर्वाधिक ज़िम्मेदारी रहती है। यही पहला अवसर भी था कि गंभीर देखभाल समूह के सर्वाधिक महत्वपूर्ण डॉक्टरों ने एक साथ काम किया। हमने वार्डों में मरीज़ों से संबंधित जानकारियों का आदान-प्रदान किया और डॉक्टर लोंग यी ने, खासकर गंभीर रूप से बीमार मरीज़ों को लेकर उस रात की पारी में जिस परिस्थिति का उन्होंने सामना किया, उसका वर्णन किया। अपने इस दौरे में हमने मरीज़ों को बताया कि हमें यहाँ से जाना होगा, उन्हें अलविदा कहा और शीघ्र स्वास्थ्य लाभ के लिए शुभकामनाएं दीं। उनसे इस आखिरी मुलाकात पर हम बस इतना ही कर सकते थे।

जब हम एक 47-वर्षीय मरीज़ से मिले तो हमने उसे सूचना दी कि उसके पुनः परीक्षण का परिणाम नेगेटिव रहा, और वह पूरी तरह ठीक होकर निकट भविष्य में अस्पताल से जा पाएगा। वह बहुत उत्साहित हुआ। जब हमने उसे बताया कि हम बारी-बारी अवकाश पर जाने वाले हैं और संभव है कि उसके बाद हमारी ड्यूटी किसी अन्य वार्ड में लगे, तो वह रोने लगा। उसने अपनी कांपती जुबान में हमारे प्रति अपनी कृतज्ञता ज़ाहिर की और वह मुश्किल से हमें जाने दे रहा था। उस क्षण, उसके दिल की गहराइयों से निकली सरल भावुक अभिव्यक्ति, मुझे अंदर तक छू गई।

चोंगछिंग चिकित्सा दल के सघन देखभाल समूह के पहले समूह की उप-लीडर होने के नाते, जब हम पहले-पहल आये थे तो मैं कुछ असमंजस व गहरे मानसिक बोझ तले दबी थी। "जब हम हुबेई में होंगे तो किस तरह की परिस्थिति का सामना करेंगे?" मैंने तब खुद से पूछा था। लेकिन, हुबेई में

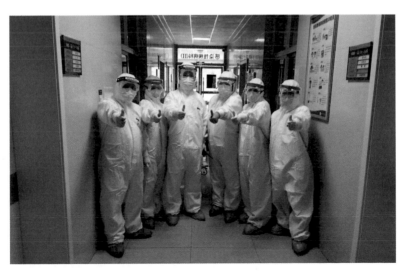

काम से थोड़ा विराम के लिए जाने से पहले चिकित्साकर्मियों का समूह चित्र।

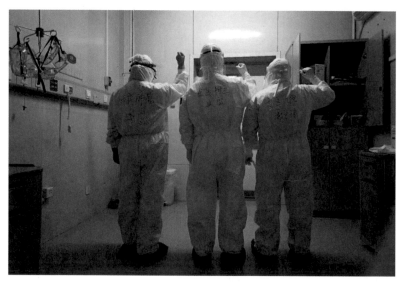

काम से थोड़ा विराम के लिए जाने से पहले चिकित्साकर्मियों का समूह चित्र।

अपने काम के 14वें दिन हम मरीज़ों से अपने संबंध को पूरी तरह समझ चुके थे कि चिकित्साकर्मी व मरीज़ मित्र व यहाँ तक कि सहयोगी भी होते हैं! हमें इस बात का भी अच्छी तरह भान हो चुका था कि हमें सरकार व पूरे राष्ट्र का भरपुर समर्थन है।

एक अल्प अवकाश के बाद, सघन देखभाल समूह के 60 चिकित्सा व नर्सिंग कर्मी, शियाओगन के केन्द्रीय अस्पताल में कोविड-19 के खिलाफ लड़ाई जारी रखेंगे। चाहे किसी भी वार्ड या किसी भी पद पर हों, हम स्थानीय अस्पताल के चिकित्साकर्मियों और अपने प्रिय मरीज़ों के निकट सहयोग में काम करते हुए इस लड़ाई को जीतेंगे।

"मेरे लिए सबसे संतोषजनक बात यह रही कि 20 से अधिक मरीज़ पूरी तरह ठीक होकर अस्पताल से छुट्टी पा गए।"

दिनांक: *13 फरवरी 2020*

स्थान: *हानचुआन लोक अस्पताल, शियाओगन शहर, हुबेई प्रान्त*

दस्तावेजीकरण: *ली रुओचिंग, हुबेई के सहायतार्थ चोंगछिंग आपातकालीन चिकित्सा केन्द्र (चोंगछिंग विश्वविद्यालय केन्द्रीय अस्पताल) के प्रथम चिकित्सा दल की सदस्य तथा सामान्य औषधि विभाग की मुख्य चिकित्सक*

आज सुबह तड़के, पूरी तरह से लैस, मैं संक्रामक रोग विभाग के "लाल वार्ड" में मरीजों की जांच के लिए गई, जहाँ मैंने छः गंभीर व जटिल रूप से ग्रसित मरीज़ों की जांच की। हमारा चिकित्सा दल इन की विशेष देखभाल कर रहा है।

"दादाजी, आपको अपने दैनिक पेशाब की मात्रा का अनुमान लगाने की ज़रूरत है। उसमें संक्रमण होने से आपका दिल बैठ सकता है। ऐसी स्थिति में उपचार हर रोज़ पेशाब की मात्रा पर निर्भर होता है। दादाजी, आप समझ रहे हैं न कि मैं क्या कह रही हूँ. . . .?"

"समझ गया। धन्यवाद, डॉक्टर। धन्यवाद।"

इन बुजुर्ग की उम्र 70 साल से भी ज़्यादा है। वे कोविड-19 के मरीज़ हैं लेकिन साथ में, उन्हें उच्च रक्तचाप, मधुमेह व किरीटीय हृदय रोग की भी शिकायत है। जब वे पहले-पहल यहाँ भेजे गये तो उनकी हालत बड़ी गंभीर थी और उनमें हार्ट फेल होने के गंभीर लक्षण थे। कुछ दिनों के विस्तृत उपचार के बाद उनकी स्थिति कुछ बेहतर हुई, तथा पुनःपरीक्षण सूचकों में बहुत सुधार दिखा। हमें यकीन हो गया था कि उन्हें पूरी तरह ठीक किया जा सकता है और जल्दी ही उन्हें छुट्टी भी मिल सकती है।

दो सप्ताह पहले, चोंगछिंग आपातकाल चिकित्सा केन्द्र ने हुबेई की सहायता के लिए पहली चिकित्सा टीम के हिस्से के रूप में 'थर्ड माइल्ड केस ग्रुप' का

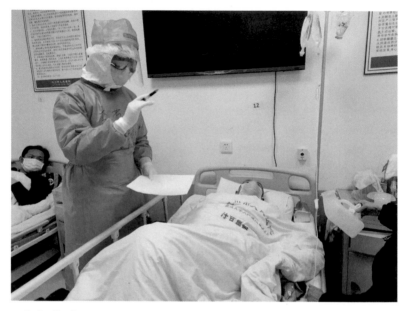

वार्ड के दौरे के समय का एक दृश्य।

गठन किया, जिसे हानचुआन की सहायता के लिए एंटी–एपिडेमिक कमांड के आदेश पर शियाओगन के अधिकार क्षेत्र में हानचुआन शहर भेजा गया, जहां महामारी के कई मरीज थे। हमारे तीसरे समूह के विशेषज्ञों ने हानचुआन लोक अस्पताल के हैप्पी स्ट्रीट हॉस्पिटल कंपाउंड में भर्ती मरीजों के लिए उपचार योजना में सुधार का कार्यभार संभाला है।

अस्पताल प्रांगण में करीब 200 मरीज़ थे, जो वाकई भारी कार्यभार था। हमें संक्रामक रोग विभाग के तृतीय वार्ड ज़ोन की ज़िम्मेदारी दी गई, जहाँ 25 मरीज़ थे। इसके अलावा, अस्पताल में 100 से अधिक मरीज़ों को देखने की भी हमारी ज़िम्मेदारी थी। शुरुआती जांच के बाद, हम रोज़ कठिन व गंभीर रूप से बीमार मरीज़ों की निदान व उपचार योजना को अनुकूलित व समायोजित करते थे।

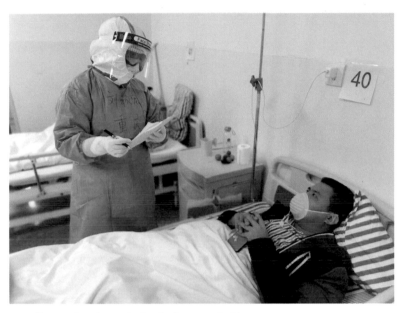

एक डॉक्टर, मरीज़ से उसकी बीमारी की जानकारी लेते हुए।

मेहनत के अच्छे ही परिणाम होते हैं। अभी तक, 20 से अधिक मरीज़ ठीक हो चुके हैं और अस्पताल से छुट्टी भी पा चुके हैं, और अधिकांश गंभीर रूप से बीमार मरीज़ों की स्थिति भी कुछ बेहतर हुई है। बाकी मरीज़ों की स्थिति में भी दिन-प्रतिदिन सुधार हो रहा है, और कइयों को पूरा सुधार होने पर अस्पताल से जल्दी ही छुट्टी मिल जाएगी। मेरा मानना है कि राष्ट्र के पूर्ण सहयोग से, हम उस दिन के करीब बढ़ रहे हैं जब हम इस युद्ध को जीत जाएंगे! बढ़ो चीन! बढ़ो हुबेई !

बारी-बारी से आराम करो और ज़रूरत पड़ने पर तैयार रहो

दिनांक: *13 फरवरी 2020*

स्थान: *शियाओगन का केन्द्रीय अस्पताल, हुबेई प्रान्त*

दस्तावेजीकरण: *झाओ लियुयिन, मो रूली, फैंग युआनयुआन, हे जिंग व यैन जियाओ - हुबेई के सहायतार्थ चोंगछिंग आपातकालीन चिकित्सा केन्द्र (चोंगछिंग विश्वविद्यालय केन्द्रीय अस्पताल) के प्रथम चिकित्सा दल के सदस्य*

हुबेई की सहायता के लिए प्रथम चोंगछिंग चिकित्सा दल आज सुबह 10 बजे रवाना होगा (13 फरवरी) और शियाओगन केन्द्रीय अस्पताल के चिकित्साकर्मी हमारा कार्यभार संभालेंगे। चूंकि हमारे पास अपने कमरों को छोड़ने का समय नहीं है, शियाओगन के हमारे साथीगण को, अपने सूटकेस व पीले चिकित्सकीय कूड़े के थैलों में लिपटे अपने व्यक्तिगत सामानों के साथ सीधे वार्ड में ही आकर कार्यभार संभालना होगा।

शियाओगन साथियों के व्यवहार से हम भावविभोर हुए हैं। आमतौर पर वे प्यारी लड़कियां होती हैं जिनका ज़्यादा ध्यान अपने सौन्दर्य के विभिन्न पक्षों पर ही होता है। मगर अब उन्हें "साधारण" दिखने पर भी कोई चिंता नहीं होती है। इस समय तो वे सभी महामारी के विरुद्ध युद्ध के अग्रिम मोर्चे पर स्टील जैसी मज़बूत सिपाही हैं। हालांकि हमें अनुसूचित अल्प अवकाश लेना है, लेकिन जब भी हमारी ज़रूरत होगी, महामारी से लड़ने के लिए हम कभी भी वापस आने के लिए तैयार हैं। हम जीतेंगे!

पिछले 14 दिनों से शियाओगन के केन्द्रीय अस्पताल के विलग वार्ड ज़ोन सं. 2 में हम अपने साथियों के साथ लगातार महामारी से लड़ते आ रहे हैं। अब हम में से पांच को छुट्टी पर जाना है मगर जाने को अनिच्छुक हैं। यहाँ जिन लोगों से भी हम मिले व जिन भी स्थितियों से सामना हुआ, वे अभी भी हमारे मन में तरोताज़ा हैं। जिस तरह यैन जियाओ मरीज़ों को धैर्य से खाना खिलाती हैं, हम उसे कभी नहीं भूल पाएंगे; खास तौर पर जब वो बार-बार उन्हें पूछती

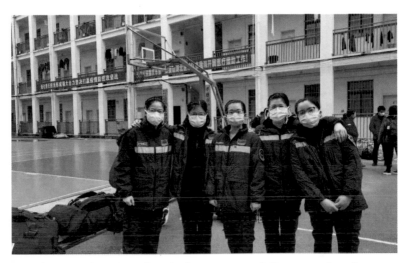

(बाएं से दाएं) झाओ लियुयिन, मो रूली, फेंग युआनयुआन, हे जिंग व यान जियाओ।

है, "थोड़ा और?", "थोड़ा दूध लोगे?" और "कुछ फल चलेगा?" झाओ लियुयिन, विलग वार्ड क्षेत्र में विसंक्रमण कार्य के लिए ज़िम्मेदार है और उसे अक्सर वायु विसंक्रमक यंत्र धकेलते या एक वार्ड से दूसरे में जाते देखा जा सकता है। फैंग युआनयुआन, वार्ड से बुलावे की घंटी के प्रति अति संवेदनशील है और बड़े वार्ड से किसी भी मरीज़ के बुलावे पर तुरन्त दौड़ पड़ती है। मो रूली को अक्सर हाथ में घाव बंद करने की दवा की ट्यूब लिए वार्ड का चक्कर लगाते देखा जाता है, क्योंकि बहुत सारे मरीज़ होते हैं जिन्हें जलसेक दिया जाना होता है। हे जिंग, छोटे संवेदनशील रडार को परिचालित करती रहती है, जो मरीज़ों को सुरक्षा का एहसास दिलाता है।

फिर, यहाँ खूबसूरत प्रमुख नर्स तांग मिल भी है, जो हमारे काम व दैनिक जीवन को लेकर हमसे बड़े प्यार से बर्ताव करती है। अगली पारी में काम करने वाले अक्सर समय से पहले ही पहुँच जाते हैं। जब उनसे उस बारे में पूछा जाता है तो उनका जवाब होता है, "तुम इतनी मेहनत से काम करती रहती

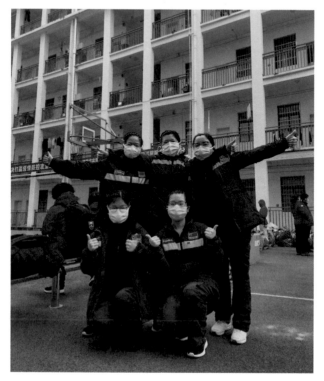

झाओ लियुयिन, मो रूली, फेंग युआनयुआन, हे जिंग व यान जियाओ।

हो। हम जल्दी पहुँचने से बस इतना ही तो करते हैं कि तुम्हें थोड़ा सा जल्दी आराम मिल जाए।" इस तरह के अनुभवों को याद करते हुए, हमारा यहाँ से जाने का मन ही नहीं होता।

जब हम काम पर निकलते हैं तो यैन जियाओ हमारे, एक-एक के बालों को बड़े सुन्दर ढंग से संवारती हैं। वह हमारी "टोनी नाई" हैं। हमारे इतने सुन्दर सजे बालों को देख सब वाह-वाह कर उठते हैं। हम वाकई एक ही परिवार

के सदस्यों की तरह हैं, जो यह दर्शाता है कि महामारी की इस लड़ाई में हम एकजुट हैं।

"उनका उपचार करना, उन्हें मदद करना व दिलासा देना हम कभी भूलते नहीं"

***दिनांक**: 13 फरवरी 2020*

***स्थान**: हानचुआन लोक अस्पताल, शियाओगन शहर, हुबेई प्रान्त*

***दस्तावेजीकरण**: ताओ जिंग, हुबेई के सहायतार्थ चोंगछिंग आपातकालीन चिकित्सा केन्द्र (चोंगछिंग विश्वविद्यालय केन्द्रीय अस्पताल) के प्रथम चिकित्सा दल की सदस्य तथा सार्वजनिक औषध विभाग की प्रमुख*

हुबेई के सहायतार्थ प्रथम चोंगछिंग चिकित्सा दल को शियाओगन आये आज उन्नीस दिन हो गए हैं और पंद्रह दिन से यह दल हानचुआन लोक अस्पताल में काम कर रहा है।

अपने काम के दौरान हमने मरीज़ों से अच्छे संबंध बनाये रखने की कोशिश की। उनसे रोज़ मिलने व बात करने से हमें एहसास हुआ कि विलग वार्ड में उनका जीवन कितना नीरस हो चला है और उन्हें औरों द्वारा प्रेम, परवाह व देखभाल की वाकई ज़रूरत है।

आज, वार्ड में जो खाली, खुली सी जगह है, वहाँ पर मरीज़ों के साथ चिकित्सा दल ने "कागज़ के फूल" बनाने की संयुक्त गतिविधि की। सबको यह बड़ा रोचक लगा और उनकी खूब भागीदारी रही। हंसते-मुस्कराते, भागीदारों ने बड़े प्यारे-प्यारे आकार बनाए।

बिस्तर सं. 12 पर एक बुजुर्ग आदमी है। वह महामारी से संक्रमित हुए थे और उनकी बूढ़ी पत्नी, कोविड-19 के संक्रमण के खतरे के बावजूद, विलग वार्ड में

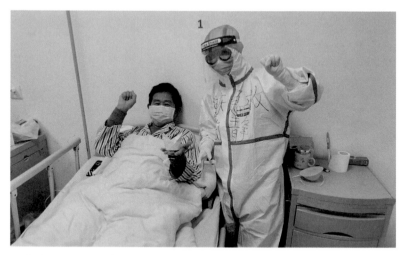

ताओ जिंग एक मरीज़ के साथ।

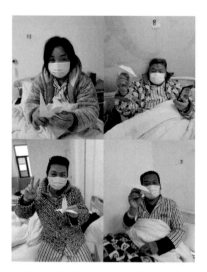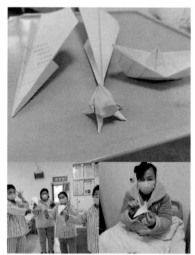

वार्ड क्षेत्र में मरीज़ों द्वारा 'सामूहिक कागज़ के फूल बनाने' की गतिविधि के चित्र।

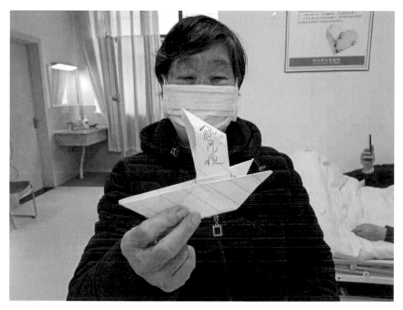

एक मरीज़ ने कागज़ से यह आकार बनाकर दिखाया।

आई। उस आदमी को कुछेक बार हृदय आघात भी हो चुका था और उनकी पत्नी की आंखें रो-रो कर सूज गई थीं।

इस बुजुर्ग दंपति ने भी कागज़ से फूल बनाने की गतिविधि में भाग लिया और महिला ने कागज़ की एक नाव बनाई, जो चीनी मानस में, पानी में सुगम नौकायान का प्रतीक है और उनकी उम्मीद दर्शाता है कि उनका बूढ़ा पति जल्दी ही ठीक हो जाएगा। कागज़ की वह नाव देखकर, मेरी आंखें नम हो गईं। मैं कामना करती हूँ कि अपने जीवन की संध्या में वे दोनों सुखी रहें।

"उनका उपचार करना, मदद करना व दिलासा पहुँचाना कभी मत भूलना", यह आदर्श मूल-मंत्र हम चिकित्साकर्मी कभी भूलते नहीं। मरीज़ों को प्रभावकारी चिकित्सा उपचार की ज़रूरत तो होती ही है लेकिन, साथ ही, मनोवैज्ञानिक

दिलासा व प्रोत्साहन की भी। जब मुझसे, पेशेवर सम्मान को लेकर मेरी अवधारणा के बारे में पूछा जाता है तो मैं यही कहती हूँ, "मरीज़ों की मुस्कराहट व दिली आभार!"

आखिरी मिनट तक कड़ी मेहनत करो और वहाँ से जाने में अरुचि रखो

दिनांक: 13 फरवरी 2020

मौसम: खिली धूप

स्थान: हानचुआन लोक अस्पताल, शियाओगन शहर, हुबेई प्रान्त

दस्तावेजीकरण: वू शियाओहुआ, हुबेई के सहायतार्थ चोंगछिंग आपातकालीन चिकित्सा केन्द्र (चोंगछिंग विश्वविद्यालय केन्द्रीय अस्पताल) के प्रथम चिकित्सा दल की सदस्य तथा अंतःस्त्राव/ वृक्कविज्ञान विभाग में नर्स

कमान कार्यालय की समग्र व्यवस्था व प्रेषण आदेशानुसार, हुबेई की सहायता के लिए चोंगछिंग के हमारे प्रथम चिकित्सा दल के 'माइल्ड केस ग्रुप' को एक दिन के अंदर ही हुबेई प्रान्त के शियाओगन शहर की शियाओचांग काउन्टी में स्थानान्तरित कर दिया जाएगा। अतः यहाँ आज हमारे काम का यह आखिरी दिन है।

जब स्थानान्तरण का आदेश आया, मैं रात की पारी की तैयारी कर रही थी। क्या अपना पूरा सामान अभी से बांध लूं या आज रात अपनी पारी की तैयारी करूं? काफी सोचने के बाद मैंने रात की पारी के लिए तैयारी ही जारी रखना और अपना सामान पारी खत्म होने के बाद ही बांधना तय किया। मुझे एक क्षण की भी फुर्सत नहीं है और हानचुआन में आखिरी पारी की अपनी तैयारी करनी है!

शाम को ठीक 7 बजे, हमें शियाओचांग ले जाने वाली बस ने प्रस्थान किया और आठ मिनट में ही अस्पताल पहुँच गई, जहाँ हम काम करते थे। अस्पताल

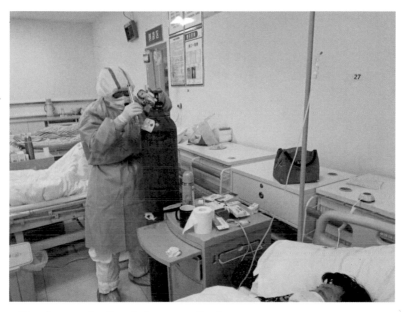

वू शियाओहुआ अपने मरीज़ की देखभाल करती हुई।

के सामने चुपचाप खड़े होकर मैं वार्ड की इमारत को देखना और उसे अपनी स्मृति में संजोना चाहती हूँ क्योंकि यहाँ मैं महामारी से लड़ी थी। यह अस्पताल शहर के ऐसे भाग में स्थित है जहाँ कभी बड़ी भीड़-भाड़ रहती थी। अगर कोविड-19 न हुआ होता तो शहर का यह इलाका आम समय में भी व्यस्त व चहल-पहल से भरा रहता था।

फटाफट, एक ही चाल में जल अभेद्य कपड़े बदलो और मास्क, टोपी, चश्मा व सुरक्षा पोशाक पहनो! "20 थर्मामीटर तैयार हैं! स्टर्लाइजर न. 7 चालू है, बिस्तर 12 सं. पर मरीज़ का तापमान 37.6 छिग्री सेंटीग्रेड है व अन्य सामान्य मरीज़ मानसिक दृष्टि से अच्छी स्थिति मैं हैं।" पारी की परस्पर अदला-बदली आराम से! अब रात की पारी की प्रक्रिया में! मास्क वितरित करो, इलाज पूरा करो, शरीर का तापमान नापो, खून में शर्करा की जांच फिर से करो, वार्ड

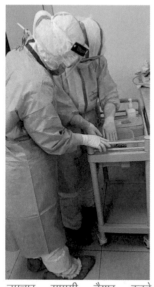

उपचार सामग्री तैयार करते चिकित्सा कर्मचारी।।

क्षेत्र को कीटाणुरहित करो, इलाज के दौरान इस्तेमाल प्लेटों व वाहनों को कीटाणुरहित करो. . . . बिस्तर सं. 18 के मरीज़ को नाक की नली से ऑक्सीजन 2 ली/मिनट जारी है और वह शांति से सो रहा है; बिस्तर सं. 29 का मरीज़ अभी भी खांस रहा है, रात उसकी स्थिति गंभीर थी; बिस्तर सं. 27 पर बूढ़ी महिला को पेशाब करना है, मैं मदद के लिए गई और उनसे बोली, "ध्यान से, फिसलना नहीं, गिरना नहीं।" भारी-भरकम रक्षात्मक पोशाक के बावजूद वार्डों में ध्यानपूर्वक से बार-बार चक्कर मारो।

हम चोंगछिंग से आये हैं और हानचुआन में 15 दिन हो गये हैं। समय कितनी तेज़ी से गुज़र जाता है, हम एक-दूसरे का सहयोग करते हैं और इस दौरान हमारे कई जिगरी दोस्त व अच्छे साथी बन गये हैं। लेकिन हमें अगले ही दिन यहाँ से शियाओचांग जाना है, और इस बात को लेकर उदास हैं कि जो काम पर यहीं रहेंगे, उन्हें अलविदा कहना है। 'वीचैट' पर सब एक-दूसरे को अलविदा कह रहे हैं लेकिन हजारों शब्द भी उनका प्रेम व चिंता व्यक्त नहीं कर पाते हैं!

यहाँ काम की हमारी आखिरी पारी है लेकिन हम हर बार की तरह पूरी लगन से काम करते हैं। सर्दियां जा चुकी हैं और वसंत आ रहा है। हमारी यही कामना है कि अग्रिम मोर्चे पर योद्धा सुरक्षित रहें, मरीज़ स्वस्थ हों और अस्पताल से जल्दी छुट्टी पा लें।

बढ़ो हानचुआन!
बढ़ो हुबेई!
बढ़ो चीन!

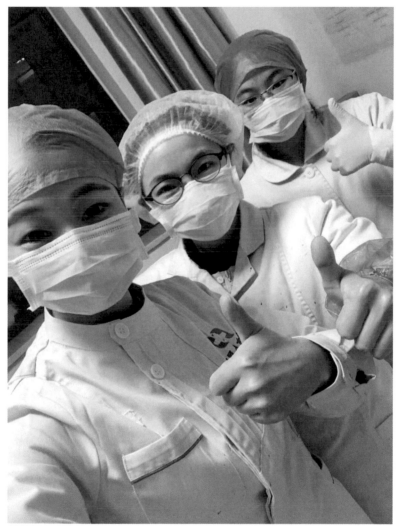

चिकित्साकर्मियों का समूह चित्र।

जब तक दुश्मन परास्त न हो जाए, हम यह मरुभूमि नहीं छोड़ेंगे

दिनांकः 15 फरवरी 2020

***स्थानः** पूर्व अस्पताल प्रांगण, वूहान लोक अस्पताल, हुबेई प्रान्त*

***दस्तावेजीकरणः** लियु शान्शू, हुबेई के सहायतार्थ पंचम शानदोंग चिकित्सा दल की सदस्य, शानदोंग विश्वविद्यालय के चिलू अस्पताल की शल्य चिकित्सा नर्स*

हम सुबह 7 बजे जगे, नाश्ता लेने 7.30 बजे पहुँचे और 8 बजे हम कार से अस्पताल के लिये रवाना हुए।

बाकी साथियों के कुछ दिन बाद, अस्पताल में काम करने का यह मेरा पहला दिन है। मैं अपने को ही दोष देता रहा हूँ कि औरों के साथ पहले इस लड़ाई में शामिल नहीं हो सका। वैसे, रास्ते भर मैं ज़्यादा कुछ सोच नहीं रहा था, मैं बस एक कोरे कागज़ की तरह था जिस पर अभी कुछ लिखा जाना था। प्रमुख नर्स ने हमें उन सब बातों के बारे में समझाया जिन पर हमें विशेष ध्यान देना था। उन्होंने हमसे पूरी मेहनत करने का आग्रह किया। हमारे अलावा, अस्पताल में शिंजियांग उइगुर नगरपालिका लोक अस्पताल के चिकित्साकर्मी व सीसीटीवी के पत्रकार भी आ रहे थे।

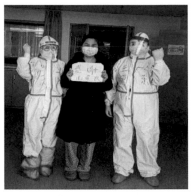

चिकित्साकर्मी व एक पुनः स्वस्थ मरीज़ अस्पताल से छुट्टी पाने से पहले।

हम साढ़े आठ बजे, हुबेई प्रान्त में

वूहान विश्वविद्यालय के रेनमिन अस्पताल के पूर्व अस्पताल प्रांगण में पहुँचे। मेरी ज़िम्मेदारियां थीं, संक्रमण नियंत्रण, सामानों की छंटाई, निरीक्षण व आपूर्ति, विशेषकर संक्रमित क्षेत्र में प्रवेश करने से पहले साथियों को रक्षात्मक पोशाक पहनने में मदद व उनका निरीक्षण करना, चश्मों की सफाई व विसंक्रमण, विभागीय इलाके की सफाई व विसंक्रमण, रिहायशी इलाके की सफाई व कूड़े का निस्तारण तथा मुख्य पारी में सहयोग करना।

सामान की आपूर्ति में कमी की वजह से, हम में से कुछ कर्मियों को अस्पताल के गोदाम तक दौड़ लगानी पड़ती है। प्रमुख नर्स, झैंग क्वीजी को अक्सर हमें ऐसे निर्देश देते सुना जा सकता था: "लियु शान्शू भवन सं. 7 की पहली मंज़िल से ईथाइल एल्कोहल व आयोडीन लाओ!" अस्पताल क्षेत्र को अलग-अलग ज़ोन में बांटा गया था, जिनमें कुछ मंज़िलों के गलियारे पूरी तरह अवरोधित कर दिये गये थे। हाथ-गाड़ी को सीढ़ियों से ऊपर-नीचे करना असुविधाजनक था, जिस वजह से किसी-किसी को सामान खुद अपने हाथों से चढ़ाने-उतारने की ज़रूरत पड़ती थी। इसलिए, मैं उनके साथ जाता था। प्रमुख नर्स, झैंग यानयान आवाज लगाती, "शान्शू अस्पताल के पूर्वी गेट से राहत सामान ले आओ!" राहत सामान मायने सेब के 24 डब्बे, दही के छह डब्बे और डायपर के 10 डब्बे! मुझे इन्हें अस्पताल के विभिन्न कार्यालयों में पहुँचाना है।

मैं शाम 8 बजे तक ये रसद सहयोग कार्य करता रहा। मैं बहुत थक चुका था और मेरे कपड़े पसीने से तरबतर हो रहे हैं, लेकिन जैसे शल्य चिकित्सा संभाग की प्रमुख झैंग ने कहा, "बहुत थक गये, लेकिन खुश हैं।"

राही है, मैं रोज़ ही पूरे दिन व्यस्त रहता हूँ, लेकिन यही तो मैं करना चाहता हूँ। वूहान को अपना योगदान देना चाहता हूँ! यही करना मैंने चुना था और मुझे इसका कोई अफसोस नहीं है।

बढ़े चलो वूहान! बढ़े चलो चीन!

हुबेई सहायतार्थ डायरीः भाड़े की बस में नींद

दिनांकः *15 फरवरी 2020*

स्थानः *वूहान विश्वविद्यालय के रेनमिन अस्पताल का पूर्व प्रांगण*

दस्तावेजीकरणः *दाई यानजुन, हुबेई के सहायतार्थ पंचम शानदोंग चिकित्सा दल की सदस्य, शानदोंग विश्वविद्यालय के चिलू अस्पताल की आपातकालीन पेशेवर नर्स*

तेज़ हवा और बारिश हो रही है। मौसम ठंडा हो चुका है और 'वीचैट' पर साथी लोग एक-दूसरे को ठंड से बचने व अपने को गर्म रखने की हिदायत दे रहे हैं।

आज मेरी पारी, रात 12 बजे से सुबह 4 बजे तक थी। मैं 10.30 बजे उठी और शिंजियांग से आए साथियों के साथ तय बस से 11 बजे तूफान के जबड़े के बीच अपने गंतव्य को रवाना हुई। अंदेशे में मुझे लगा कि छाता खोल लेना चाहिए, खोलना चाहा लेकिन नहीं खोल पायी। उल्टा, हवा इतनी तेज़ थी कि छाता ही टूट गया। लंबी, खाली सड़क और भी उदास लगने लगी।

मौसम की भविष्यवाणी के अनुसार सात से नौ गति से तूफानी हवा आने वाली है। हमने सबसे पहले यह किया कि सभी दरवाजों और खिड़कियों को बंद कर दिया, खासकर संक्रमित ज़ोन में जिससे तेज़ हवा से वे टकरा कर खुल न जाएं और साथ ही आर-पार के संक्रमण से भी बचा जा सके। यहाँ तक कि हमने उन्हें दोबारा सुनिश्चित किया कि वे ठीक से बंद हैं। ऐसे उग्र दिनों में अस्पताल के कर्मी, संक्रमित ज़ोन में बार-बार जाकर देखते हैं। अगर खिड़कियां व दरवाजे ठीक से बंद न हों तो बारिश का पानी उनके बीच से घुस ही आता है और अगर मरीज़ सहयोग न करें तो विषाणु का संक्रमण फैलने का जोखिम भी हो सकता है। आपातकालीन योजना लागू कर दी गई है और चिलू के लोग एक के बाद दूसरी समस्या को हल करने में परस्पर साथ काम करते हैं।

इस वार्ड में 36 मरीज़ थे जिनमें 15 गंभीर थे व एक अति गंभीर हालत में थे। इस समय, सभी मरीज़ सो चुके थे। बिस्तर सं. 42 पर बुजुर्ग महिला बेडसोर (दबाव अल्सर) से ग्रसित थी, इसलिए नर्सों को बार-बार उनके सोने

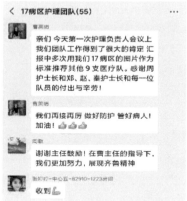

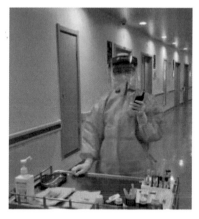

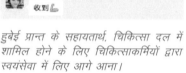

हुबेई प्रान्त के सहायतार्थ, चिकित्सा दल में शामिल होने के लिए चिकित्साकर्मियों द्वारा स्वयंसेवा में लिए आगे आना।

एक चिकित्साकर्मी।

की स्थिति व डायपर को बदलते रहने पड़ता था। हालांकि वह बेहोश थीं, हमने पूरी कोशिश की कि उन्हें आराम मिल सके। एक दिन, जब मैं उन्हें करवट लेने में मदद कर रही थी, तो मैंने उनकी दोनों जांघों में कुछ अनियमितता पायी। आपातकालीन शल्य विभाग में काम करने के पुराने अनुभव के आधार पर मुझे लगा कि बिस्तर पर लेटे-लेटे लंबा समय बिताने की वजह से उनकी जांघों के निचली ओर खून जम रहा है और खून का संचारण अवरुद्ध हो रहा है। मैंने डॉक्टर से कहा, उनकी जांघों पर मालिश करना ठीक रहेगा।

बिस्तर सं. 24 पर एक बुजुर्ग आदमी पिछले तीन महीने से भी ज़्यादा समय से अस्पताल में है। उन पर विद्युत-हृदयलेखन (इलेक्ट्रोकार्डियोग्राफ) से निगरानी रखी जा रही है और उनको न भूख लग रही है और न ही उनका पाचन ठीक है। लोगों को उन्हें थामना पड़ता है ताकि वे गिर न पड़ें। उन्हें शौच व पेशाब करने में हममें से किसी एक की मदद की ज़रूरत पड़ती है और फिर पेशाब का बर्तन साफ करने में भी। उन्हें चिकित्सकीय व मनौवैज्ञानिक, दोनों तरह के

सहारों की ज़रूरत रहती है। उनके खून में ऑक्सीजन संतृप्ति को लेकर विशेष ध्यान रखना होता है। जब उन्हें दो-तरफा ऑक्सीजन ट्यूब लगायी जाती है तो ड्यूटी पर नर्स को देखते रहना पड़ता है कि कहीं ट्यूब निकल तो नहीं गई।

बिस्तर सं. 6 की दादी-मां को भी भूख नहीं लगती इसलिए उन्हें ड्रिप के जरिए कैल्विन व 10 प्रतिशत पोटैशियम क्लोराइड घोल देना पड़ता है। लंबे समय तक लगातार ड्रिप लगे रहने से वे ठीक से आराम नहीं कर पाती हैं और पोटैशियम क्लोराइड से उनके जठरांत्र में प्रतिक्रिया होती है जिससे मतली आती हैं। अब जब नर्स की पारी का समय पूरा हो रहा है, वे ड्रिप लेने से मना कर रही हैं। बिस्तर सं. 20 पर महिला हाथ-पांव से कमज़ोर महसूस करती हैं और उन पर निगरानी रखनी पड़ती है कि कहीं वह गिर न पड़ें।

अपनी व्यस्त रात के काम से थके, मुझे व मेरे साथी को वापसी बस में ही नींद आ जाती है।

भरोसा रखो, मैं हर समय तुम्हारे साथ रहूँगी

दिनांक: 20 फरवरी 2020

स्थान: वूहान विश्वविद्यालय के रेनमिन अस्पताल का पूर्व प्रांगण

दस्तावेजीकरण: झांग चांगमिंग, गहन देखभाल इकाई की प्रमुख नर्स, शानदोंग विश्वविद्यालय का चिलू अस्पताल, हुबेई के सहायतार्थ पंचम शानदोंग चिकित्सा दल की सदस्य

कल मैंने अपनी चौथी रात्रि पारी, रात 12 बजे से सुबह 4 बजे तक की। शाम को एक झपकी के बाद, साढ़े दस बजे अलार्म बजा, और मैं उठी, हाथ-मुंह धोया और तैयार हुई। सभी कुछ सामान्य व ठीक-ठाक था। वार्ड में प्रवेश करने से पहले मैंने रक्षात्मक पोशाक पहनी। दरअसल, शुरू में, मैं उसे ठीक से नहीं पहन पाई। लेकिन अपने साथियों की मदद से उसे ठीक से कस कर पहनी और मैंने विलग वार्ड में कदम रखा।

रात को वार्ड में चुप्पी व ठंड थी। सिर्फ मॉनिटरों, श्वास मशीनों व मरीज़ों की खर्राटें सुनायी पड़ रही थीं। मैंने हर घंटे पर वार्डों का निरीक्षण किया। बिस्तर सं. 45 पर एक 80 वर्षीय आदमी को मैंने देखा, ड्रिप द्वारा कैल्विन पोषक द्रव्य दिया जा रहा था क्योंकि उन्हें हाल में अग्नाशय की समस्या की वजह से सामान्य तरीके से आहार नहीं लेना है। जब उन्होंने मुझे अपने बिस्तर के बगल में खड़े ड्रिप की जांच करते पाया तो झिझकते हुए इशारा किया कि उन्हें पेशाब करना है। मैंने उन्हें पेशाबदानी दी। उन्होंने अपना मुक्त हाथ उठाते हुए धन्यवाद दिया। जब वे पेशाब कर चुके थे तो मैंने पेशाबदानी खाली कर के ठीक से साफ की, और फिर उनके बगल में ऐसी जगह पर रख दी जहाँ से वह अगली बार ज़रूरत पड़ने पर आसानी से उठा सकें। उन्होंने धीरे से अपना सिर उठा कर एक बार फिर मेरा धन्यवाद किया। उस क्षण मेरे मन में विचार उठा कि ऐसे समय उनके परिवार के सदस्य उनके साथ होने चाहिए थे, लेकिन विषाणु की वजह से वह यहाँ विलग वार्ड में पड़े हैं। मैंने उनका हाथ थामा और कहा, "आप आराम करें और अच्छी नींद लें। मैं हर समय आपके पास रहूँगी।"

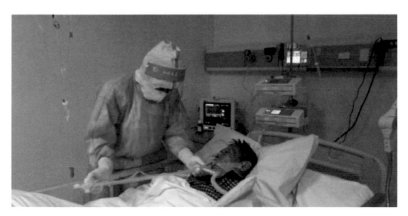

गंभीर रूप से बीमार मरीज़ की जान बचाते हुए।

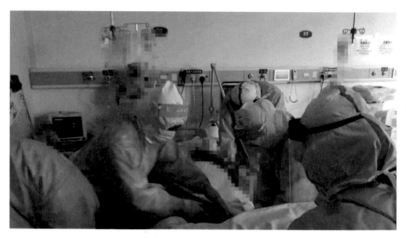

गंभीर रूप से बीमार मरीज़ की जान बचाते हुए।

उन्होंने मुस्कराते हुए अपनी आंखें मूंदीं। उस पल, मेरे प्रति उनके गहन विश्वास को मैं महसूस कर सकी।

रात अभी भी बहुत अंधेरी थी। रक्षात्मक चश्मों के अन्दर की ओर बार-बार भाप जमने से मेरी दृष्टि प्रभावित हो रही थी, लेकिन अपने मन में मैं धूप की चमक देख सकती थी। मुझे गुओ फैंग का गीत, *ऑल द वे अलोंग* याद आया, "राह, अगर तुम्हारे साथ चले तो कोई अकेला नहीं होता। तुम्हारा हाथ थामे मैं हिम्मत से आगे बढ़ता हूँ। राह, अगर तुम आसपास हो, कठिन लेकिन अजेय नहीं होती। तुम्हारा हाथ कस के थामे, मैं हिम्मत से उसे सह लेता हूँ, जिससे जीवन का आह्वान तुम्हारा ह्रदय छू ले। सच्ची भावनाएं सदा रहती हैं। पछतावे बिना वादा और द्वेष बिना विकल्प, दिल में सदा बसे रहेंगे।"

मैं इस इंतजार में हूँ कि यह महामारी जल्द से जल्द खत्म हो। उम्मीद करती हूँ कि यहाँ पड़े मरीज़ इस रोग की धुंध से जल्द से जल्द बाहर निकलेंगे और स्वस्थ व सुरक्षित अपने स्नेहिल परिवारों को लौटेंगे। बढ़े चलो, वूहान! बढ़े चलो चीन!

अब जाड़े खत्म होने वाले हैं और वसंत दहलीज पर। यही कामना है कि चीन और बाकी पूरी दुनिया पूरी तरह सुरक्षित व स्वस्थ रहे।

महामारी से उबरने के दिन बस अब करीब ही हैं

दिनांकः 20 फरवरी 2020

स्थानः एचयूएसटी के टोंगजी चिकित्सा महाविद्यालय से संबद्ध टोंगजी अस्पताल की संयुक्त चीनी-फ्रांसीसी नयी शहरी केन्द्रस्थल शाखा

दस्तावेजीकरणः झांग ना, शानदोंग विश्वविद्यालय के चिलू अस्पताल में आपातकालीन पेशेवर नर्स हुबेई के सहायतार्थ तृतीय शानदोंग चिकित्सा दल की सदस्य

समय कितनी तेज़ी से निकल जाता है। मुझे टोंगजी अस्पताल की संयुक्त चीनी-फ्रांसीसी नयी शहरी केन्द्रस्थल शाखा में आये हुए लगभग 20 दिन हो गये हैं। हाल में, एक के बाद एक खुशखबरियां मिल रही हैं।

17 फरवरी को, शानदोंग प्रान्त में टोंगजी अस्पताल की संयुक्त चीनी-फ्रांसीसी नयी शहरी केन्द्रस्थल शाखा से हुबेई के सहायतार्थ तृतीय शानदोंग चिकित्सा दल द्वारा तीन मरीज़ों को छुट्टी दी गई। यह हुबेई प्रान्त के वूहान में शानदोंग प्रान्त द्वारा समर्थित छुट्टी लेते हुए मरीज़ों का पहला जत्था भी था। 18 फरवरी को कुल 11 मरीज़ों को छुट्टी दी गई। मरीज़ों का ठीक होना वास्तव में सभी चिकित्साकर्मियों की मेहनत की सर्वोत्तम अभिव्यक्ति और हमारे लिए सबसे अच्छी खबर है। ऐसी खबरों को सुनकर हमें लगता है कि हमारी मेहनत रंग लाई है। शुरू में उन्हें हाथ से खाना खिलाने और कपड़े पहनने में हमारी मदद की ज़रूरत पड़ती थी लेकिन अब, वे अपने कपड़े खुद पहन लेते हैं और मुस्कराते-मुस्कराते वार्डों से बाहर चले आते हैं। दर्द से राहत पाने व हमारे प्रति आभार की अभिव्यक्ति उनके चेहरों पर और उनकी चाल में साफ झलकती है।

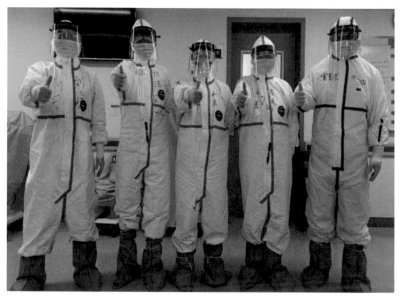

चिकित्साकर्मियों का समूह चित्र।

यह दुनिया विशाल लेकिन अभी भी छोटी ही है। 18 फरवरी की दोपहर को, मैं रोज़ की तरह सुरक्षा पोशाक में थी, जिसमें पहचाना जाना आसान नहीं था। अचानक किसी ने मुझे पीठ पर थपथपाया, "श्रीमती झांग?" आवाज जानी-पहचानी थी। "ली यूई? अरे, वाकई तुम!" रक्षात्मक पोशाकों में ढके, हम फिर भी एक-दूसरे को पहचान गये। पांच साल हो गये हैं, वह प्रशिक्षु था और मैं उसकी शिक्षिका। उसकी शिक्षा पूरी होने के बाद हमारा परस्पर कोई संपर्क नहीं रहा। और अब, पांच साल बाद, एकाएक हम इस दूरस्थ शहर वूहान में मिले, मरीज़ों की देखभाल के साझे उद्देश्य को पूरा करते। हमने ज़्यादा बातें नहीं की, लेकिन एक दूसरे को मुट्ठी से संकेत किया और अपने-अपने काम में व्यस्त हो गये।

संभवतः महामारी प्रभावी तौर पर नियंत्रित की जा चुकी है और कुछ दिनों से मौसम भी अच्छा रहा है। अपने काम में सहूलियत के लिए मैंने खुद ही अपने बाल छोटे कर लिए और हालांकि वे बहुत आकर्षक नहीं दिखते लेकिन सुरक्षा व हिफाजत की दृष्टि से बेहतर हैं। काम के दौरान लंबे समय तक रक्षात्मक पोशाक पहनने से चूंकि चक्कर व उल्टी आने जैसी असुविधा हो सकती है, मेरी कोशिश रहती है कि इस बीच मैं कुछ खाऊँ-पिऊँ नहीं। मेरी आंखों में दूर की दृष्टि कमज़ोर व दृष्टिदोष होने से मुझे डर है कि मेरे काम में बाधा पड़ेगी, सो मैं अपना चश्मा उतारती नहीं हूँ; लेकिन उसे लगातार पहने रखने की वजह से नाक के ऊपर काफी असुविधा व दर्द महसूस होता है। मैंने इसके लिए कई उपाय किये लेकिन परिस्थिति जस-की तस ही रही। आखिर में, एक साथी की सलाह पर, मैंने झिझकते हुए अपना चश्मा उतारा। मुझे उम्मीद तो नहीं थी, लेकिन मैंने पाया कि मैं काफी साफ देख पा रही हूँ। न सिर्फ मेरी नाक के ऊपर का दर्द व लाली गायब हुई, बल्कि अपने ठोस तकनीकी कौशल से मैं मरीज़ों को ठीक से सुई लगा सकी, जांच के लिए खून ले पाई व अन्य काम सही-सही कर पा रही थी। इसका सबसे महत्त्वपूर्ण प्रभाव रहा कि मेरी

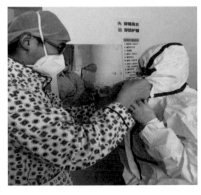

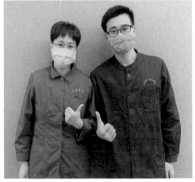

झांग ना और ली यूए।

कार्यक्षमता में तेज़ी से वृद्धि हुई।

मेरा मानना है कि पूरे समाज के ठोस प्रयासों व शानदोंग दल की सहायता व देखभाल से, हम जल्दी ही महामारी पर काबू पा लेंगे और सामान्य जीवन में विजयी होकर लौटने का दिन बस अब अगले ही मोड़ पर है।

महामारी से लड़ने के लिए एकजुट

दिनांक: *20 फरवरी 2020*

स्थान: *वूहान विश्वविद्यालय के रेनमिन अस्पताल का पूर्वी परिसर*

दस्तावेजीकरण: *वांग निंग, शानदोंग विश्वविद्यालय के चिलू अस्पताल में संक्रामक रोग विभाग में नर्स, हुबेई के सहायतार्थ पंचम शानदोंग चिकित्सा दल की सदस्य*

वूहान में 2019 के आखिरी दिनों में कोरोना-विषाणु का एकाएक प्रकोप, वसंत त्यौहार 2020 के शांति व हर्षोल्लास को खत्म करता हुआ देश भर में फैल गया। इसमें कोई शक नहीं कि इस वसंत त्यौहार का 140 करोड़ चीनियों पर निश्चित प्रभाव पड़ेगा – कोई पुनर्मिलन भोज नहीं, भीड़-भाड़ भरे मंदिरों के मेले या बाज़ार नहीं। इसके उलट, लोग स्वेच्छा से घरों में अपने को अलग रखेंगे। हर रोज़ कोरोना से संक्रमित मरीज़ों की बढ़ती संख्या और वूहान में महामारी के नियंत्रण में सहयोग के लिए अधिक चिकित्साकर्मियों के आने की खबरों का हिसाब रखते, मुझे लगता है कि यह मेरा अनिवार्य कर्तव्य है कि मैं उनका हिस्सा बनूं क्योंकि मैं संक्रामक रोग विभाग में पिछले 15 सालों से एक नर्स के तौर पर काम करती आ रही हूँ।

6 फरवरी 2020 को रात साढ़े नौ बजे, जब मुझे प्रशासन कार्यालय से सूचना मिली कि हमें अगले दिन 12 बजे तक वूहान के लिए निकलना होगा, तो मैंने फटाफट सामान बांधा। मैं उत्साहित थी लेकिन कुछ उदास भी। अपने छोटे बच्चे और बीमार पिता के बारे में सोचते हुए, मैं अपने को रोने से रोक नहीं सकी।

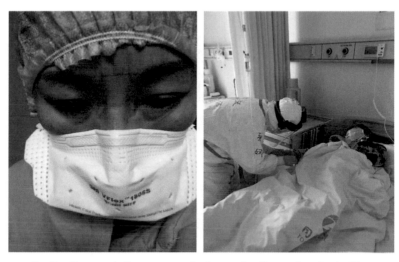

शानदोंग विश्वविद्यालय के चिलू अस्पताल के संक्रामक रोग विभाग की नर्स, वांग निंग।

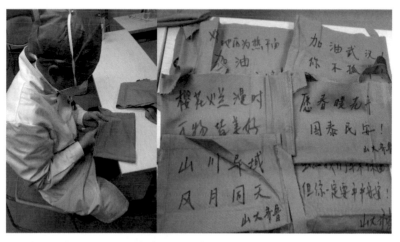

वांग निंग, चिकित्सा दल सदस्यों के लिए कपड़े की किट बनाती हुई।

लेकिन साथ ही, अनियंत्रित महामारी और देख-रेख की ज़रूरत के वास्ते मरीज़ों की बढ़ती संख्या के मद्देनज़र मैंने लड़ाई के मोर्चे में शामिल होने का निश्चय किया। अगली सुबह, सुपर बाज़ार से जल्दी-जल्दी खरीदारी के बाद अस्पताल में, मैं यह देखकर अति भावुक हुई कि मेरी प्रमुख नर्स, डॉक्टर फेंग व अन्य सहयोगियों ने मेरे लिए रक्षात्मक पोशाक व साधन तथा दैनिक ज़रूरतों की चीजों को तैयार किया हुआ था और उन्होंने सब ठीक से पैक करने में मेरी मदद की। मैं और मेरे साथीगण, हुबेई में महामारी से लड़ने की यात्रा पर निकल रहे थे।

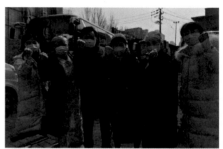

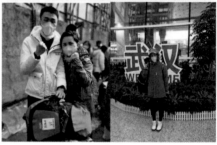

हुबेई प्रान्त की मदद को शानदोंग प्रान्त से पंचम चिकित्सा दल के सदस्य।

दो दिन के प्रशिक्षण कार्यक्रम के बाद हमने आधिकारिक तौर पर अपने पद ग्रहण किए। मेरी ज़िम्मेदारी संक्रमण नियंत्रण की है: उसके लिए कार्य प्रक्रिया व रक्षात्मक पोशाक व उपकरणों को लगाने व उतारने को लेकर ज़िम्मेदारियां, नियमित कार्य व

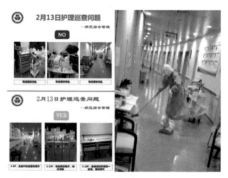

वार्ड सही सलामत स्थिति में है।

सावधानियां निर्धारित करना, तथा अन्य सहयोगियों को आत्म-सुरक्षा बढ़ाने व बनाये रखने के प्रति याद दिलाते रहना जिससे कार्यकर्ताओं में परस्पर संक्रमण रोका जा सके। संक्रामक रोग विभाग की नर्स होने के नाते, मैं रक्षात्मक पोशाक पहने हुए गर्मी और पसीना व बंधा-बंधा होने के एहसास से पूरी तरह वाकिफ हूँ। हालांकि मैं रोज़ 10 घंटे काम करती हूँ लेकिन वार्ड में कार्यरत नर्सों की तुलना में मेरे काम का बोझ व शारीरिक प्रतिक्रिया कहीं नहीं टिकती। बहरहाल, मैं उन्हें काम को बेहतर करने में सहयोग प्रदान कर रही हूँ और मुझे सुनिश्चित करना है कि प्रत्येक नर्स वार्ड में दाखिल होने से पहले रक्षात्मक पोशाक ठीक से पहने हुए हो। चिकित्साकर्मियों का कार्य बोझ व भौतिक खपत कम करने के लिए, चूंकि रक्षात्मक पोशाक में कोई जेब नहीं होती, अपने ही विभाग की एक सिस्टर, बी रौंगमी और मैंने होटल से पैन, चिपकाने वाले टेप, सुई-धागा, आदि के लिए कपड़ों की छोटी-छोटी कई थैलियां बनाईं।

निदेशक काओ के मार्गदर्शन में कुछ दिन काम करने के बाद हम जिस वार्ड में काम कर रहे हैं, वहाँ प्रमुख नर्सों का प्रबंधन तथा सभी के संयुक्त प्रयासों को सही क्रम में रखा गया है। 13 फरवरी को निदेशकों की बैठक में हमारे संयुक्त कार्य को सराहा गया और नौ अन्य चिकित्सा दलों को उत्तम कार्य पर उदाहरण के तौर पर हमारे वार्ड सं. 17 की तस्वीरों का ज़िक्र बार-बार किया गया। हम चिलू की आत्मा को आत्मसात करने के लिए मेहनत करेंगे – मैं जहाँ भी हूँ, वहीं चिलू है।

सचल बूथ अस्पताल में कार्यरत फार्मासिस्टों का पहला जत्थाः कम्प्यूटर के बगैर, हम हाथ से नक्शे बनाते हैं

स्थानः *वूहान विश्वविद्यालय के रेनमिन अस्पताल का पूर्वी परिसर*

दस्तावेजीकरणः *हुआंग गुओशिन, टोंगजी विश्वविद्यालय के पूर्वी अस्पताल के फार्मेसी विभाग में फार्मासिस्ट, चीन अंतरराष्ट्रीय आपातकालीन चिकित्सा दल (शंघाई) का सदस्य*

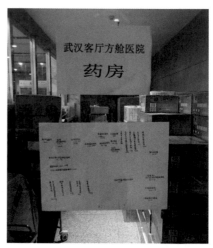

वूहान सेलॉन अस्थायी उपचार केन्द्र की औषधशाला।

पिछली रात एकाएक औषधि समूह के प्रमुख ने बचाव दल के फार्मासिस्टों को सुबह साढ़े आठ बजे सचल बूथ अस्तपाल पर मिलने का निर्देश दिया। हम समय पर पहुँचे लेकिन बड़ी कठिनाइयों को अपने सामने खड़ा पाया। हमें जितनी जल्दी हो सके, अपने आप को सभी कार्यों से परिचित करना हैः कम्प्यूटर कार्य; दवाइयां जो पहली व दूसरी मंज़िलों पर दो अलग-अलग कमरों में रखी हैं; भण्डार में दवाइयों व सामग्री एक साथ पड़ी हैं; दवाइयों की आपूर्ति पर मौके पर ही जांच कर स्वीकृति देनी है।

देश भर से तत्काल एकत्रित दवाइयों का भण्डारण बड़े बेतरतीब ढंग से किया गया है जिससे ज़रूरत पड़ने पर आवश्यक दवाई तुरंत ढूंढ़ना मुश्किल होता है। शांशी प्रान्त के राष्ट्रीय बचाव दल के फार्मासिस्ट लियान जियांगपिंग के नेतृत्व में फार्मासिस्ट दल में देश के अन्य भागों में राष्ट्रीय बचाव दलों के नौ कुशल फार्मासिस्ट शामिल हैं। हम सब पेशेवर समर्पण व परस्पर मौन सहयोग के उदाहरण हैं। यह कहना अतिशयोक्ति नहीं होगी कि हम एक ही नज़र में भांप जाते हैं कि हमें क्या करना है।

मैं जियांगसु प्रान्त के फार्मासिस्ट गू के साथ अपनी पहली पारी के लिए हाज़िर हुआ। मुझे इस बात की खुशी है कि वह भी पार्टी सदस्य है। हम यह कह कर एक-दूसरे का हौंसला बढ़ाते हैं कि "पार्टी सदस्यों को नेतृत्व लेना चाहिए।" हमने अपना काम इस तरह विभाजित किया है कि वह कम्प्यूटर तंत्र के लिए ज़िम्मेदार है और मैं दूसरी मंज़िल पर स्थित भण्डार के प्रबंधन के लिए।

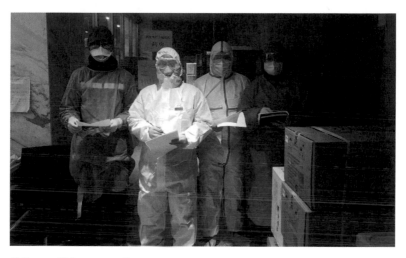

चिकित्साकर्मियों का समूह चित्र।

सौभाग्यवश, पहली मंज़िल पर भण्डार में सहयोग के लिए मेरे साथ लियान थे। हम सब ने अपने-अपने काम बहुत जल्दी निपटा लिए

कर्मचारियों और कार्यालय सामग्री की कमी के बावजूद, हम अपने ही बल पर मुश्किलों से उबर पाये – हम फ्रिज को स्थापित करने में सफल हुए हालांकि उस बारे में कोई निर्देश पुस्तिका नहीं थी; औषधि वितरण को लेकर कम्प्यूटर में कोई ग्राफिक्स नहीं थे, इसलिए हमें खुद से ही कागज़ पर मानचित्र बनाने पड़े। दल के सदस्यों के लिए कुछ भी करना असंभव नहीं है और लियान ने हमारी तारीफ भी की। व्यक्तिगत स्तर पर मेरे व गू के बीच एक मौन सहयोग है हालांकि हम पहली बार एक साथ काम कर रहे हैं। पूरे 12 घंटे काम कर के अपने आज के काम को पूर्ण विराम देते हुए, हमने 450 मरीज़ों को दवाइयाँ वितरित की हैं। हम अपने पूर्ण किए गए काम से संतुष्ट हैं और लियान के प्रति आभारी भी कि उन्होंने हम नवयुवा फार्मासिस्टों को प्रथम पारी सौंपते हुए हम पर भरोसा किया।

काम पूरा होने पर, मैं आखिर अब थोड़ा सांस ले सकता हूँ और शौचालय जा सकता हूँ। मैंने 'वीचैट'-मोमंट साझा किया कि मैं ठीक हूँ और सब कुछ सुचारु रूप से चल रहा है। बढ़े चलो, वूहान!

शानदोंग विश्वविद्यालय के चिलू अस्पताल व चोंगछिंग विश्वविद्यालय कैंसर अस्पताल के चोंगछिंग आपातकालीन चिकित्सा केन्द्र (चोंगछिंग विश्वविद्यालय केन्द्रीय अस्पताल) द्वारा योगदान

भाग - 5

क्या आप इन्हें बगैर रक्षात्मक पोशाक के पहचान सकते हो?

सीमा पर, महामारी के सम्मुख, वे दिन-रात लड़ते रहे।

विषाणु के सम्मुख, संक्रमण के खतरे के बावजूद उन्होंने मरीज़ों के जीवन बचाए।

महामारी के खिलाफ लड़ाई में एक ही विलग वार्ड में रहते, आप और वे न सिर्फ दोस्त हैं बल्कि एक ही ध्येय के साथी भी हैं।

विलग क्षेत्र में जाते हुए वे अपने साथियों को अलविदा करते हैं जिनके साथ मिल कर वे लगातार 14 दिन संघर्ष करते रहे। उन्होंने हुबेई प्रान्त के शियाओगन या चोंगछिंग नगरपालिका में मिलने का वादा किया, या फिर अगर संभव हो, तो वहाँ के हॉटपॉट रेस्तरां में एक साथ खाना खाने का। हम उन्हें उनकी रक्षात्मक पोशाक के बिना शायद न पहचान पाएं लेकिन हम उनकी आवाज़ या चश्मों के पीछे आंखों से तो परिचित हैं। बस, अपने मन में यह याद रखें कि इस वसंत में वे सबसे खूबसूरत लोग हैं।

जिनयिंतान अस्पताल, वूहान, हुबेई प्रान्त

कुआंग याजुआन, चोंगछिंग विश्वविद्यालय कैंसर अस्पताल के रेडियोथैरेपी केन्द्र में रोगी क्षेत्र में प्रमुख नर्सः "हमें पक्का विश्वास है कि जब सर्दियां गुज़र जाएंगी और वसंत लौट आएगा, तो सब कुछ पुनर्जीवित हो उठेगा। हम महामारी के खिलाफ यह लड़ाई जीतेंगे! बढ़ो वूहान!"

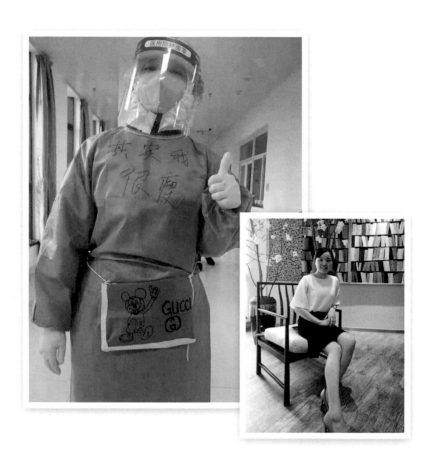

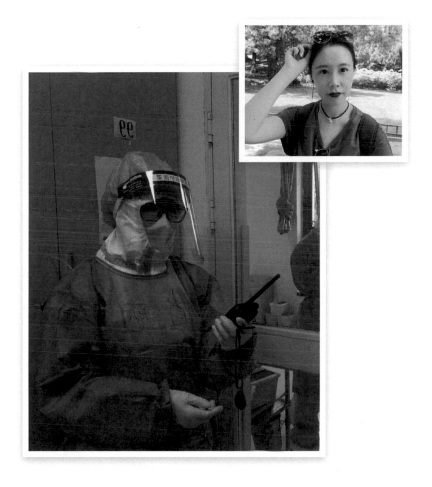

शियाओ ली, चोंगछिंग विश्वविद्यालय कैंसर अस्पताल के अर्बुदशास्त्र (फोड़े-फुंसी) विभाग के रोगी क्षेत्र की प्रमुख नर्स: "अपने मरीज़ों के जीवन को मृत्यु से बचाने के लिए हम समय की रफ्तार के खिलाफ लड़ रहे हैं! यही जिनयिंतान अस्पताल है, इस लड़ाई के मोर्चों में एक अग्रणीय मोर्चा. . ."

शियाओगन का केन्द्रीय अस्पताल, हुबेई प्रान्त

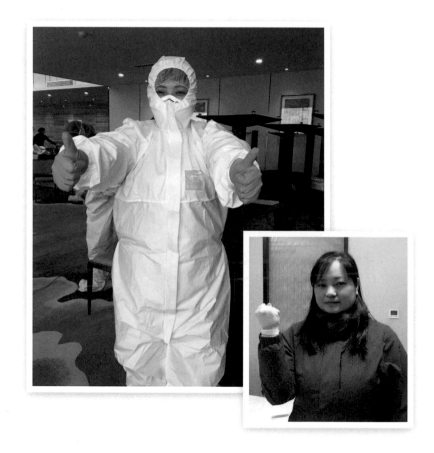

ली रुई, चोंगछिंग विश्वविद्यालय कैंसर अस्पताल के सघन देखभाल विभाग की उप-निदेशक: "जब तक विषाणु को मार नहीं दिया जाता, हम पीछे नहीं हटेंगे! हम तब तक इस लड़ाई में शामिल रहेंगे, जब तक कि प्रत्येक मरीज़ ठीक नहीं हो जाता।"

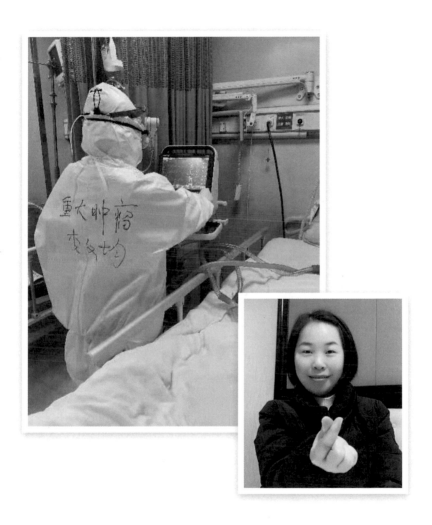

ली वेनजुन, चोंगछिंग विश्वविद्यालय कैंसर अस्पताल के सघन देखभाल विभाग की नर्सः "मैं उनके दिलों में स्नेह व हौंसला भरने में खुद को समर्पित करूंगी।"

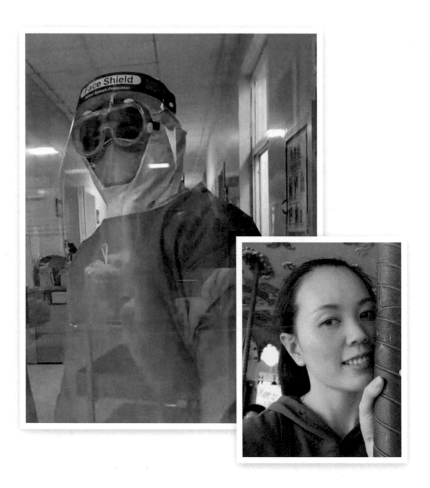

हू शियाओजुआन, चोंगछिंग विश्वविद्यालय कैंसर अस्पताल के सघन देखभाल विभाग में नर्स: "हालांकि रक्षात्मक पोशाक हमें शारीरिक संपर्क से रोकती है, वह हमें दिल-से-दिल का संपर्क करने से नहीं रोक सकती। महामारी से लड़ाई में, स्वास्थ्यकर्मी व मरीज़ एकजुट हों।"

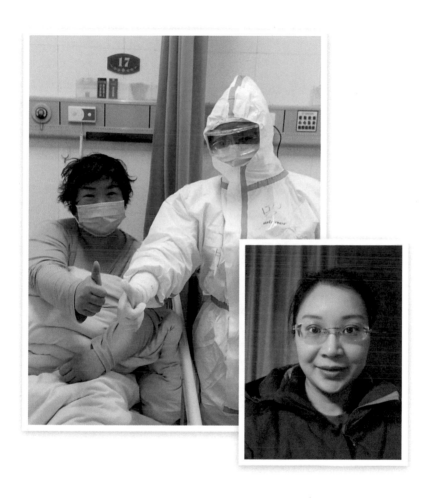

लुओ लिंग, चोंगछिंग विश्वविद्यालय कैंसर अस्पताल के हृदय व श्वसन विभाग की सह-मुख्य चिकित्सकः "हम वापसी की तारीख को लेकर अनिश्चित हैं, लेकिन हम अंतिम विजय तक लड़ते रहेंगे।"

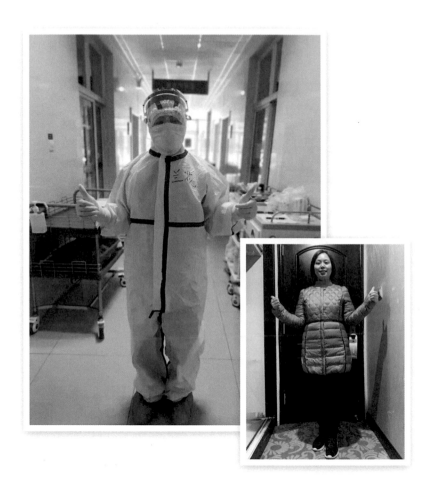

लैन हुआ, चोंगछिंग विश्वविद्यालय कैंसर अस्पताल के हृदय व श्वसन विभाग की मुख्य नर्सः "हम सब खुश हैं कि हम एकजुट हैं, और हम जो कर सकते हैं, वह कर रहे हैं। जब मैं वार्ड से बाहर आती हूँ, तो धूप व गर्मी होती है।"

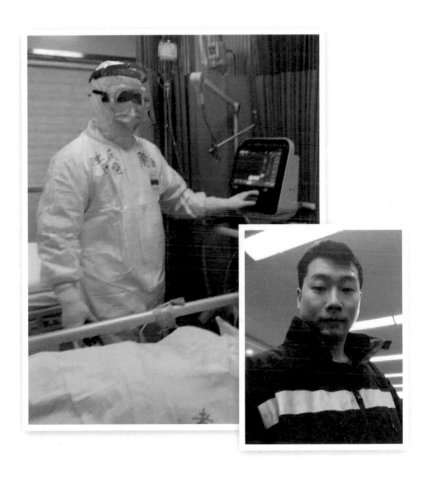

लोंग यी, चोंगछिंग विश्वविद्यालय कैंसर अस्पताल के सघन देखभाल विभाग के चिकित्सक: "कई सहृदय चेहरे, टोपियों, नकाबों व रक्षात्मक पोशाकों से ढके हैं! मैं उम्मीद करता हूँ कि हम इस महामारी को जल्द से जल्द मात दे देंगे, और जिस क्षण हम अपने मास्क हटाएंगे तो एक-दूसरे को पहचान पाएंगे, और शराब के एक गिलास पर अपनी नोकझोंकों को याद कर उनपर हँसेंगे।"

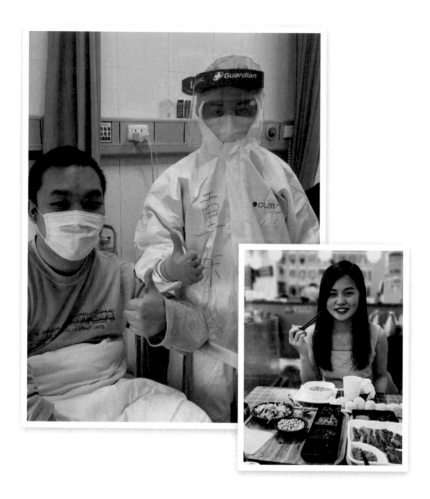

चैन युए, चोंगछिंग विश्वविद्यालय कैंसर अस्पताल के सघन देखभाल विभाग के चिकित्सक: "मुझे जाना होगा, मैं डॉक्टर हूँ!"

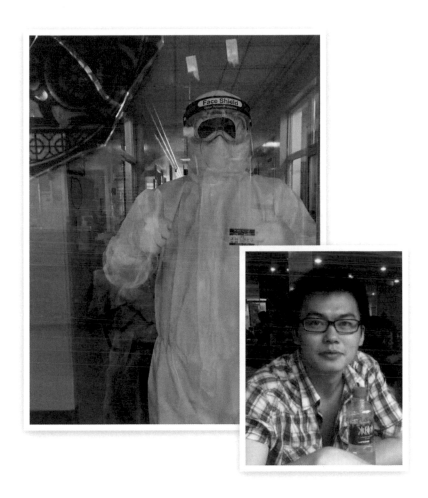

जियांग लूलू चोंगछिंग विश्वविद्यालय कैंसर अस्पताल के सघन देखभाल विभाग में नर्सः "बुराई से लड़ते योद्धाओं का मैं प्रशंसक था, और अब मैं खुद भी उनमें से एक हूँ। बढ़ो! आगे बढ़ो! आगे बढ़ो!"

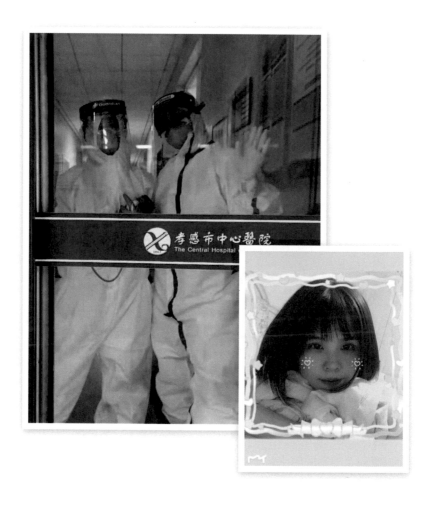

तांग झी, चोंगछिंग विश्वविद्यालय कैंसर अस्पताल के सघन देखभाल विभाग की नर्सः "मरीज़ों का सब्र व मित्रता बहुत ऊर्जा देते हैं।"

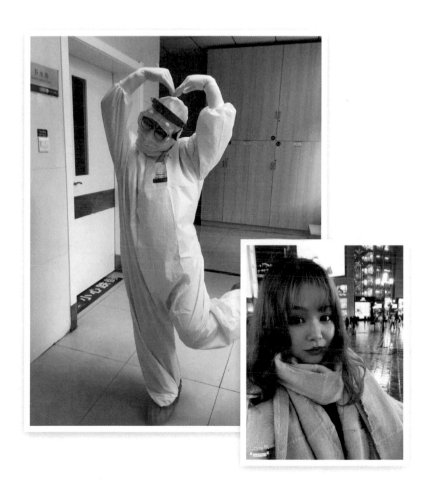

चेन चेंग, चोंगछिंग विश्वविद्यालय कैंसर अस्पताल के हृदय व श्वसन विभाग में नर्स: "गैं तो मात्र साधारण इंसान हूँ और मेरे लिए सामान्य है कि मैं रोग से भयभीत रहूँ। वर्षों तक इस क्षेत्र में काम करते हुए, मेरी आस्था ही है जो मुझे आगे बढ़ाती है।"

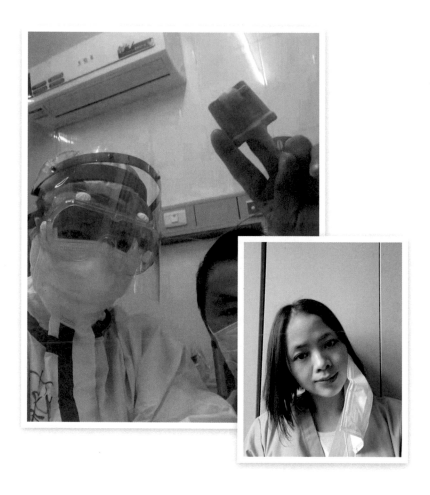

जियांग शियोमी, चोंगछिंग विश्वविद्यालय कैंसर अस्पताल के हृदय व श्वसन विभाग की नर्सः "महामारी के रूबरू, हमें पीछे हटने की इजाजत नहीं है, और मुझे यहाँ आने का कतई अफसोस नहीं है। मैं यह काम कर पाई हूँ।"

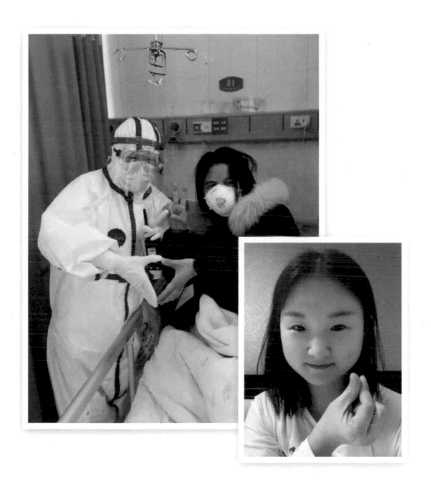

हुआंग चियान, चोंगछिंग विश्वविद्यालय कैंसर अस्पताल में नर्सः "मेरी दृष्टि में, हमने यह लड़ाई जीत ली है क्योंकि मैं अपनी तरफ से पूरी कोशिश कर रही हूँ और मैं चोंगछिंग स्वस्थ व सुरक्षित लौटूंगी।"

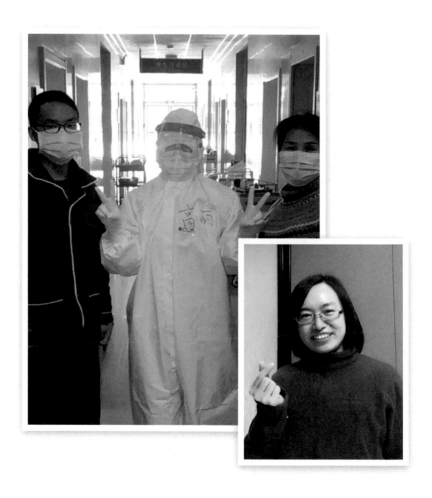

गाओ ली, चोंगछिंग विश्वविद्यालय कैंसर अस्पताल के हृदय व श्वसन विभाग की नर्सः "हम, सफेद परिधान में सिपाही, महामारी नियंत्रण में सहयोग व नॉवेल कोरोना विषाणु को मारने के लिए हुबेई प्रान्त में एकत्रित हुए हैं। लोगों ने हम पर जो विश्वास किया है, हम उस पर खरा उतरते हुए मरीज़ों की जिंदगी सुरक्षित करेंगे।"

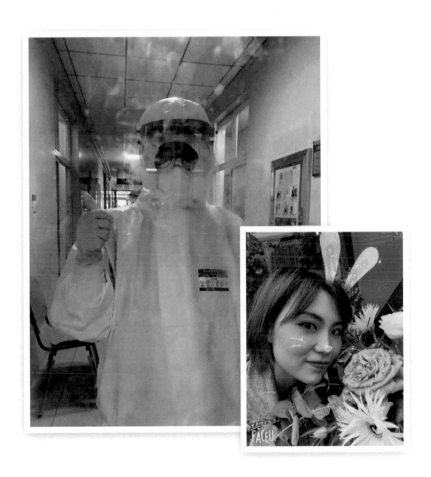

यांग लिंग, चोंगछिंग विश्वविद्यालय कैंसर अस्पताल की नर्स: "मेरा यह अनिवार्य कर्तव्य है कि मैं चिकित्सा दल के लिए अपना नाम दर्ज करूं और मोर्चे को प्रस्थान के लिए तैयार रहूँ।"

चोंगछिंग विश्वविद्यालय कैंसर अस्पताल द्वारा योगदान

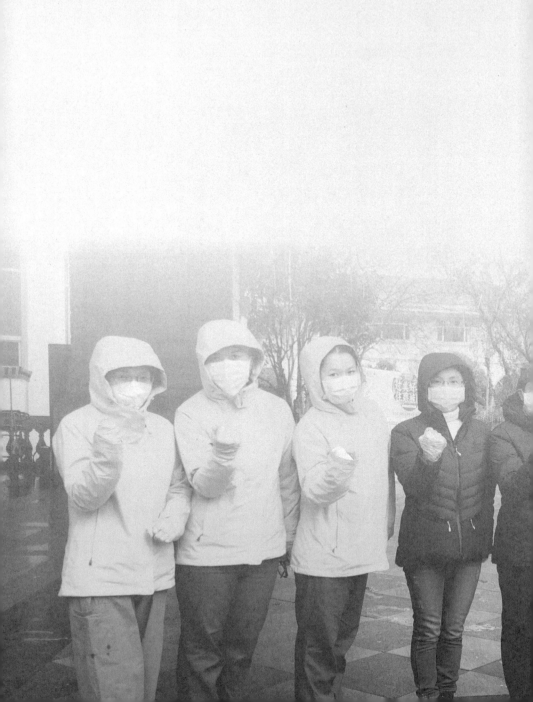

अध्याय 3

परम स्नेहः समय पर काम आने वाले सच्चे मित्र

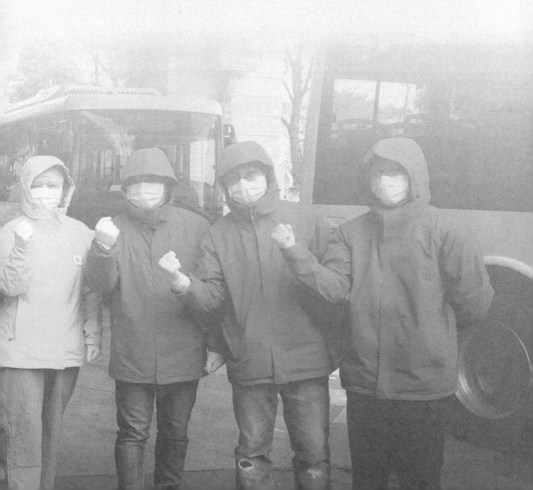

भाग – 1

खास जन्मदिन पार्टी, खास जन्मदिन का केक

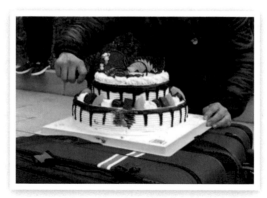

प्रयोगशाला चिकित्सक तथा हुबेई प्रान्त की सहायता को जियांगसु प्रान्त से राष्ट्रीय आपातकालीन चिकित्सा दल के सदस्य, चैन हुआनहुआन अपने जन्मदिन का केक काटते हुए।

11 फरवरी को शाम छः बजे, हुबेई के सहायतार्थ, जियांगसु लोक अस्पताल (नानजिंग चिकित्सा विश्वविद्यालय का प्रथम संबद्ध अस्पताल) के प्रयोगशाला चिकित्सक 36-वर्षीय चैन हुआनहुआन के लिए, होटल नोआह के बाहर, जियांगसु प्रान्त के राष्ट्रीय आपातकालीन चिकित्सा दल के अस्थायी निवास पर एक विशेष जन्मदिन पार्टी आयोजित की गई। वूहान आने के बाद दल के सदस्यों के लिए एक-दूसरे के साथ समय बिताने का यह दुलर्भ अवसर था। महामारी के चलते, जियांगसु लोक अस्पताल में संक्रामक रोग नियंत्रण के सह-प्रमुख चिकित्सक लियु बो व एक अन्य दल के सदस्य के सख्त अनुदेश पर जन्मदिन की पार्टी खुले में आयोजित की गई और मेहमानों ने एक-दूसरे से कम-से-कम एक मीटर की दूरी बनाये रखी। मेज़ न होने की वजह से केक को दो सूटकेसों पर रखा गया। चैन ने केक के छोटे-छोटे टुकड़े काट कर मेहमानों में बांटे। जब दल के सदस्यों ने केक खाने के लिए अपने चेहरों से नकाब उतारे, तो वह एक दुर्लभ क्षण व मौका था कि वे एक-दूसरे के चेहरे देख सकें। चैन ने इसे अपना सर्वाधिक अविस्मरणीय जन्मदिन बताया। उसने इस अवसर पर यही कामना की, और जो चिकित्सा दल के सभी सदस्यों की भी कामना थी कि महामारी के खिलाफ लड़ाई को जीतें और जल्द-से-जल्द सुरक्षित अपने-अपने घरों को लौटें। जन्मदिन की पार्टी ने दल के सदस्यों को अपनी चिंताओं से कुछ मुक्त होने में मदद की। अग्रिम मोर्चे पर खतरनाक विषाणु से लड़ते-लड़ते, उनको एक-दूसरे से संवाद का कम ही मौका मिलता था, और इन दिनों वे राहत की सांस भी नहीं ले पाये थे। जियांगसु लोक अस्पताल में रेडियोलॉजिस्ट दल

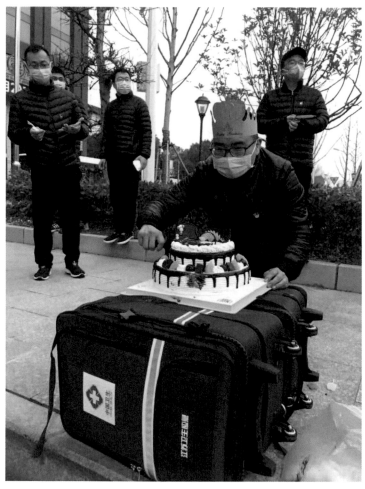

हुबेई के सहायतार्थ जियांगसु प्रान्त के राष्ट्रीय आपातकालीन चिकित्सा दल के सदस्य
व प्रयोगशाला चिकित्सक चैन हुआनहुआन, अपने जन्मदिन पर केक काटते हुए।

के सदस्य चिन लैंग का कहना था, "धन्य हो हुआनहुआन के जन्मदिन पर दल के योद्धा चैन शूफैंग द्वारा इतनी मुश्किल से खरीदे केक का, जिनकी वजह से हम सबका उत्साह बढ़ा है और हम पुनः तरोताज़ा महसूस कर रहे हैं।"

जियांगसु लोक अस्पताल के आपातकालीन विभाग के प्रमुख चिकित्सक और चिकित्सा दल के मुखिया चैन शूफैंग ने बताया, "केक खरीदना आसान नहीं था। जब उन्हें पता लगा कि उनके दल के साथी चैन हुआनहुआन का जन्मदिन निकट आ रहा है तो उन्होंने उसे मनाने के लिए केक खोजने का निश्चय किया। लेकिन वूहान तो लॉकडाउन में था और सभी बेकरियां भी बंद थीं। ऐसे में, केक खरीदें कहां से? उन्होंने होटल, ज़िला समिति व स्थानीय अधिकारी द्वारा सुझाई कई दुकानों में

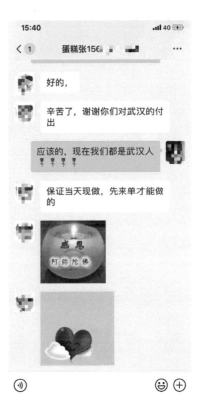

चैन शूफैंग व बेकरी के क्लर्क के बीच 'वीचैट' संवाद का स्क्रीन चित्र।

पूछा लेकिन केक कहीं नहीं मिला। आखिर में, चैन शूफैंग ने एक स्थानीय बेकरी से संपर्क किया जो अभी भी चालू थी। शुरू में, कोई सहयोगी न होने की वजह से बेकरी का मालिक आर्डर लेने से हिचकिचा रहा था। लेकिन जब उसे पता लगा कि चैन, जियांगसु से चिकित्सा दल के सदस्य हैं तो उसने केक बनाने और स्वयं होटल पहुँचाने का वादा किया। 'वीचैट' संदेश के ज़रिए बेकर

ने कहा, "आप इतनी मेहनत कर रहे हो। वूहान की मदद के लिए धन्यवाद।" चैन ने जवाब दिया, "मुझे खुशी है। अभी तो हम सभी वूहान निवासी ही हैं।"

अपनी *युद्ध डायरी* में चैन हुआनहुआन ने लिखा, "मैंने तो सिर्फ कुछ सार्थक काम ही किया - संभवतः अपने 36 साल की उम्र में सर्वाधिक सार्थक काम।" उसने बताया कि उसके माता-पिता, पत्नी और 3-वर्षीय बेटी सब उसके सार्थक ध्येय का समर्थन करते हैं। "यह अनुभव अति बहुमूल्य है जिसे मैं जिंदगी भर स्नेहपूर्ण संजोऊँगा। मैं जब भी इन दिनों की याद करूंगा तो इस बात की खुशी होगी कि मैं इस लड़ाई से अलग नहीं रहा और शर्मिंदा महसूस नहीं करूंगा कि मैं निष्क्रिय होकर एक किनारे खड़ा रहा। जब मेरी बेटी बड़ी होगी तो मैं उसे अपनी कहानी बताऊंगा। मैं उसे सिखा सकूंगा कि लोगों को अपनी आत्मा

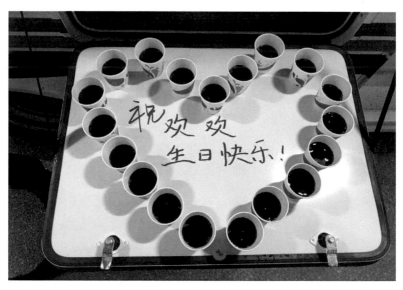

जियांगसु प्रान्त के राष्ट्रीय आपातकालीन चिकित्सा दल ने अपने एक सदस्य चैन हुआनहुआन के लिए एक विशेष जन्मदिन पार्टी का आयोजन किया।

के विकास के लिए सार्थक काम में लगना चाहिए और ज़िम्मेदारी का व्यवहार करना चाहिए।"

अपनी *युद्ध डायरी* के अंत में, जियांगसु प्रान्त से राष्ट्रीय आपातकालीन चिकित्सा दल में प्रत्येक की भावनाओं को प्रतिबिम्बित करते हुए चैन हुआनहुआन ने लिखा, *"थोड़ा सब्र रखो, इंतजार करो दूसरे मौके का, जो सब ठीक कर देगा* (वैस्टलाइफ के गीत एंजेल के बोल) – यह पंक्ति सदा मेरे ज़ेहन में रहती है। मैं यह गीत सब वूहान निवासियों के लिए सुझाना चाहता हूँ। थोड़ा सब्र रखो और सब ठीक हो जाएगा क्योंकि हम यहाँ हैं न!"

द्वारा, हे तियानयू व झाओ हाओ, हुबेई के सहायतार्थ जियांगसु प्रान्त से राष्ट्रीय आपातकालीन चिकित्सा दल द्वारा योगदान

भाग – 2

हिम्मत व विश्वास भरे प्रेम पत्र

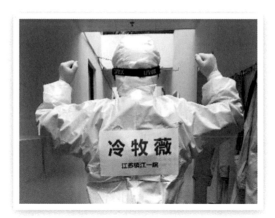

लैंग मूवई।

कोविड-19 के खिलाफ युद्ध में सहयोग करने के लिए, झैंनजियांग प्रथम लोक अस्पताल शाखा की प्रमुख नर्स, लैंग मूवई, जियांगसु प्रान्त से चिकित्सा दल की सदस्य के तौर पर हुबेई प्रान्त के हुआंगशी शहर आईं। इस युद्ध में शामिल होने के लिए अपने निवेदन पत्र में उन्होंने लिखा, "मैं उम्मीद करती हूँ कि मेरे बच्चे पार्कों में इधर से उधर निडर दौड़ सकेंगे. . . . नॉवेल कोरोनावायरस के खिलाफ युद्ध में मैं स्वयंसेवक के तौर पर जुड़ना चाहती हूँ। अपनी मूल आकांक्षाओं के प्रति निष्ठावान रह कर, हम साथ मिल कर इन मुश्किलों पर काबू पा लेंगे।" लैंग ने हुआंगशी के दये लोक अस्पताल में चिकित्सा मदद दी। कुछ दिन पहले ही, उसने अपने पति को एक पत्र लिखा।

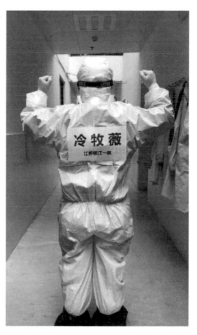

लैंग मूवई।

लिन, मेरे प्रिय पति,

जब मैं यह पत्र लिख रही हूँ तो तुम संभवतः सो रहे होगे। क्या तुमने मुझे अपने सपने में देखा, जब मैं घर से दूर, दये, हुआंगशी में काम कर रही हूँ? आधा महीना गुज़र चुका है जब मैंने तुम्हें अलविदा कहा और निकल पड़ी। इतने सालों में मैं तुमसे सौ किलोमीटर से दूर भी कभी नहीं रही। मैं तुम्हारे साथ आठ साल से रहती आ रही हूँ और हमने अपने प्रियतम बेटे को जन्म दिया। मैं इसकी सदा आभारी हूँ कि तुम्हें अपने साथ इतने वर्षों तक पा सकी हूँ। मुझे प्यार करने, मेरा उत्साह बढ़ाने व सहारा देने के लिए धन्यवाद। मेरे रुख, मिज़ाज, स्वार्थपरता व बचपने को बरदाश्त करने के लिए भी मैं तुम्हारा आभार व्यक्त करना चाहती हूँ। उम्मीद है कल सुबह जब तुम उठो तो मेरा यह संदेश पाओ। मैं तुमसे प्यार करती हूँ।

प्रकोप के शुरुआती दिनों में ही मैंने इस युद्ध में भाग लेने का मन बना लिया था। जिस क्षण मैंने नर्स की सफेद वर्दी ओढ़ी, मैंने जीवन बचाने की ज़िम्मेदारी भी स्वीकार की। पार्टी की सदस्य होने के नाते, मुझे अग्रिम मोर्चे पर लड़ने के लिए और भी दृढ़ संकल्प होना चाहिए। महामारी की वजह से 2020 के वसंत का त्यौहार फीका व मायूस रहा। हम एक-दूसरे से दूर हैं, लेकिन फिर भी साथ मिलकर अंधेरे को सह सकते हैं व प्रभात को गले लगा सकते हैं।

सफेद आवरण में देवदूत बनना, यह मेरा बचपन से सपना रहा है।

इस महामारी से लड़ने में मैं जो कुछ कर सकती हूँ, सब करना है। एक चिकित्साकर्मी होने के नाते यह मेरा कर्तव्य है।

विषाक्त सर्दियों की इस ठिठुरन के बावजूद, दयाशीलता हमारे दिलों को गर्माहट प्रदान कर रही है। घर पर मेरा इंतजार करना। महामारी के इस तूफान से उबरने के बाद, मैं घर लौटूंगी और तुमसे पुनर्मिलन होगा।

तुम्हारी,
लैंग मूवई

और जल्दी ही पत्र का जवाब भी आ गया।

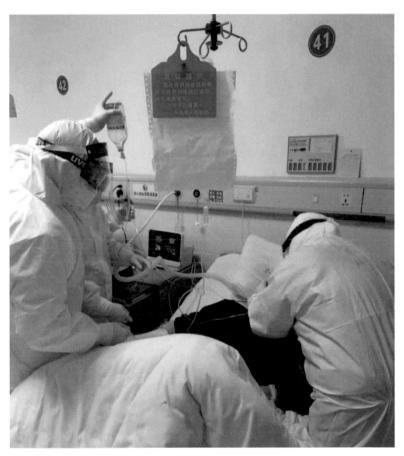

लैंग मूवई, अन्य चिकित्साकर्मियों के साथ मरीज़ों का उपचार करते हुए।

मेरी प्रिय पत्नी,

हालांकि नदियां व पहाड़ हमें एक-दूसरे से अलग किए हुए हैं, तुम्हारे खत ने मेरी आत्मा को प्रफुल्लित किया।

जब तुम गईं, मैंने तुमसे ज़्यादा कुछ नहीं कहा। मैं तो यही कामना करता हूँ कि तुम जल्द से जल्द वापस आ सको।

यह खत लिखने से पहले मैं बहुत देर तक सोचता रहा। मेरे पास तुमसे कहने के लिए बहुत कुछ है, लेकिन समझ नहीं आ रहा था कि यह खत शुरू कैसे करूं।

जिस दिन तुम गईं, वह मेरी स्मृति में आज भी तरोताज़ा है। उस दिन रिमझिम बारिश हो रही थी और तुम्हें जाते हुए देख हमारे सब रिश्तेदारों की मनोदशा भी मौसम की तरह ही गमगीन थी। तुम जानती ही हो, मेरे लिए अपनी भावनाएं व्यक्त करना बहुत आसान नहीं होता है। उस क्षण मैं शांत नज़र आ रहा हूँगा, लेकिन वास्तव में मैं चिंता और व्यग्रता से अभिभूत था। मुझे मालूम नहीं कि हुबेई में भी यही धुंधली बारिश हो रही है कि नहीं। यह जानकर कि आखिर हुबेई में परिस्थितियां बेहतर हो रही हैं, मैने राहत की सांस ली। "तुम्हारी बहुत याद आ रही है" तुम्हारे सामने यह कहने में मैं विक्षिप्त दर्जे तक असमर्थ हो सकता हूँ इसलिए जब तुम जाने लगीं तो मैंने तुम्हें बस इतना ही कहा कि "अपना ख्याल रखना"।

यह महामारी एकाएक आन पड़ी है और हमें छुट्टियों में घर पर एक दिन भी साथ गुज़ारने का मौका नहीं मिला। तुम्हें इस बात का कतई अंदाज़ा नहीं होगा लेकिन जब तुमने मुझसे कहा कि तुम हुबेई की मदद करना चाहती हो तो तुम्हारे साहस को लेकर मेरे मन में कितनी श्रद्धा बढ़ी। कोई भी निर्भय पैदा नहीं होता – वे चुनौतियों को सामना बहादुरी से करने की ठान लेते हैं। तुम्हारे जैसे लोगों का साहस व समर्पण ही, महामारी के खिलाफ अंततः विजय की उम्मीद की लौ जगाता है।

मैं हमारे परिवार की पूरी देखभाल कर रहा हूँ। घर पर सब सुचारु रूप से चल रहा है, इसलिए तुम बिल्कुल चिंता मत करना। तुम्हारी गैर-हाज़िरी की पीड़ा, हमारे पुनर्मिलन को उतना ही अधिक मीठा बनाएगी। जब तुम लौट आओगी, हमारा बेटा और मैं, तुम्हारी सुरक्षा के लिए और भी अधिक मेहनत करेंगे। हिम्मत बनाए रखना! मुझे तुम्हारा इंतजार रहेगा। मुझे तुम्हारी याद आती है!

किसी भी वसंत को छोड़ा नहीं जा सकता। जिस दिन तुम लौट के आओगी, वह दिन वसंत के सबसे खूबसूरत फूल, सर्वाधिक मखमली घास के मैदान, सबसे नीला समुद्र व सबसे अधिक खुला आसमान लाएगा।

तुम्हारा प्रियतम,
लिन हुआ

झेंजियांग प्रथम लोक अस्पताल द्वारा योगदान

भाग – 3

हस्तनिर्मित "सीमित-संस्करण" प्लास्टिक थैले

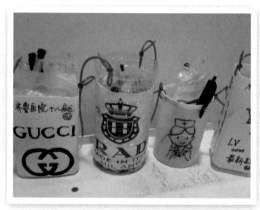

हस्तनिर्मित "सीमित-संस्करण" प्लास्टिक थैले

ार

इधर कुछ समय से, वूहान विश्वविद्यालय के रेनमिन अस्पताल के पूर्वी परिसर में, हस्तनिर्मित "सीमित-संस्करण" प्लास्टिक थैले चिकित्साकर्मियों में जबरदस्त लोकप्रिय हुए हैं। चिकित्साकर्मी, वार्डों में सब ओर ख़ाली मिनरल पानी या हैंड सैनिटाईजर बोतलों से बने ऐसे थैलों को लिए घूमते-फिरते दिखाई देते हैं। वूहान विश्वविद्यालय के रेनमिन अस्पताल के सहायतार्थ, शानदोंग विश्वविद्यालय के चिलू अस्पताल के पंचम चिकित्सा दल के सदस्य, डुआन युआनश्यू व झांग शुआन के लिए, सुरक्षात्मक पोशाकों में जेब न होने की वजह से, अपने साथ पैन व अन्य छोटी-मोटी चीजें ले जाना असुविधाजनक होता था। तो उन्होंने गुलाबी कपड़े के छोटे थैले बनाने की योजना बनाई। यह विचार, शुरू में चिलू अस्पताल की प्रमुख नर्स झांग क्युजी ने रखा था। कच्चे माल के तौर पर उन्होंने प्लास्टिक की हैंड सैनिटाईजर बोतलें चुनीं जो बहुत अधिक मात्रा में उपलब्ध होती हैं। इन्हें बनाने की प्रक्रिया भी आसान हैः कैंची से प्लास्टिक बोतल को आधे में काटो, उसके अंदर सजावट की कुछ चीजें चिपका दो और उस पर एक पतली रस्सी बांध लो जिससे उसे कंधे से लटकाया जा सके। ये प्लास्टिक के थैले विलग वार्डों में चिकित्साकर्मियों को वितरित किये गये।

इन थैलों के आविष्कार से पहले, चिलू अस्पताल में चिकित्साकर्मी, पैन व चिपकाने वाले टेप के लिए पुरानी पतलूनों या चादरों से बने गुलाबी रंग की छोटी थैलियों का इस्तेमाल करते थे। ये सामान्यतः प्रयोग में लाने वाले उपकरण अपने साथ में रखने के लिए ज़रूरी होता था ताकि वार्ड में बार-बार उन्हें लेने, ले-जाने का झंझट न रहे। प्लास्टिक पानी की बोतलों या हैंड

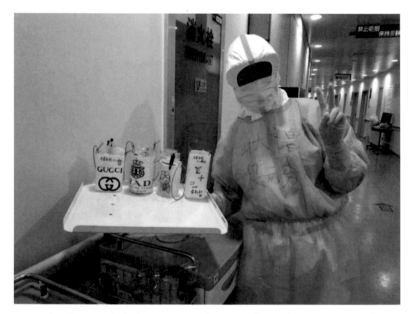

वूहान विश्वविद्यालय के रेनमिन अस्पताल के सहायतार्थ शानदोंग विश्वविद्यालय के चिलू अस्पताल के पंचम चिकित्सा दल की सदस्य, डुआन युआनशियु, अपने बनाए "सीमित संस्करण" प्लास्टिक थैले दर्शाती हुईं।

सैनिटाईजर की बोतलों से बनाए थैले उन्हें बेहतर लगे क्योंकि उन्हें आसानी से कीटाणुरहित किया जा सकता था। विलग वार्ड में प्रत्येक चिकित्साकर्मी को पैन, नोट पुस्तिकाएं व ज़रूरत की अन्य छोटी चीजों को अपने साथ रखने के लिए, "सीमित संस्करण" प्लास्टिक थैले बांटे गये।

शानदोंग अस्पताल का चिलू अस्पताल द्वारा योगदान

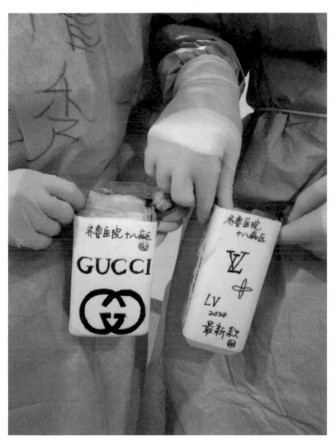

वूहान विश्वविद्यालय के रेनमिन अस्पताल के सहायतार्थ शानदोंग विश्वविद्यालय के चिलू अस्पताल के पंचम चिकित्सा दल के चिकित्साकर्मी "सीमित-संस्करण" प्लास्टिक थैले दर्शाते हुए।

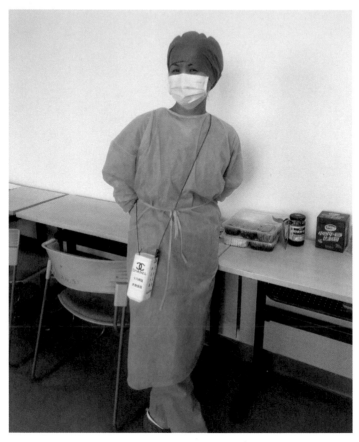

वूहान विश्वविद्यालय के रेनमिन अस्पताल के सहायतार्थ शानदोंग विश्वविद्यालय के चिलू अस्पताल के पंचम चिकित्सा दल की एक चिकित्साकर्मी "सीमित-संस्करण" प्लास्टिक थैले के साथ मॉडल करती हुई।

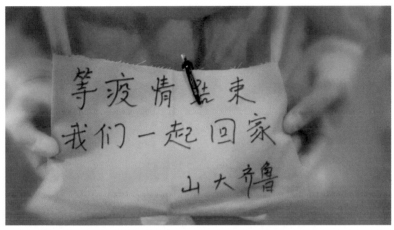

वूहान विश्वविद्यालय के रेनमिन अस्पताल के सहायतार्थ शानदोंग विश्वविद्यालय के चिलू अस्पताल के पंचम चिकित्सा दल की चिकित्साकर्मी कागज़ पर लिखी अपनी मनोकामना दिखाती हुई।

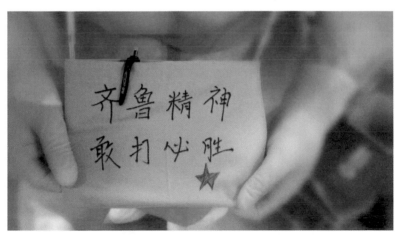

वूहान विश्वविद्यालय के रेनमिन अस्पताल के सहायतार्थ शानदोंग विश्वविद्यालय के चिलू अस्पताल के पंचम चिकित्सा दल की चिकित्साकर्मी कागज़ पर लिखी अपनी मनोकामना दिखाती हुई।

भाग – 4

महामारी से लड़ने के लिए "गुप्त व्यंजन"

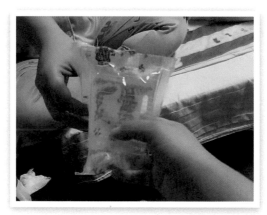

तियानजिन तृतीय केन्द्रीय अस्पताल से दो डॉक्टर, पारंपरिक जड़ी-बूटी पेय लेते हुए

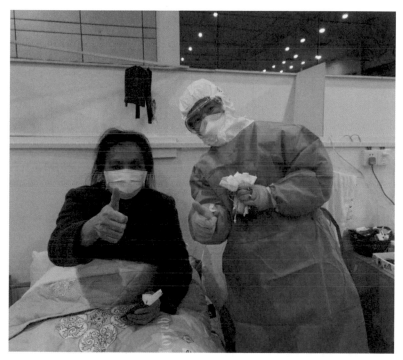

15 फरवरी 2020: हुबेई के सहायतार्थ गुआंगडोंग द्वितीय सार्वजनिक अस्पताल के राष्ट्रीय आपातकालीन चिकित्सा दल की एक चिकित्साकर्मी जियांगान अस्थायी उपचार केन्द्र में एक मरीज़ को "महामारी विरोधी थैली" भेंट करती हुई। चिकित्सा दल के सदस्यों को उम्मीद है कि ये स्नेहिल उपहार मरीज़ों का हौंसला बढ़ाएंगे और उनके स्वास्थ्य लाभ को गति देंगे।

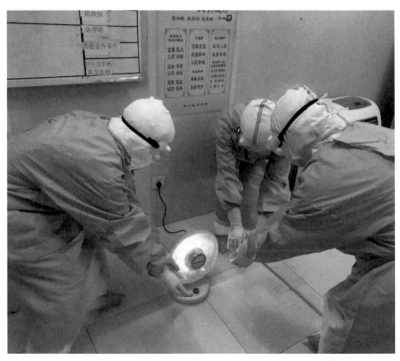

वूहान के सहायतार्थ तियानजिन प्रथम केन्द्रीय अस्पताल के चिकित्सा दल के सदस्य, 16 फरवरी 2020 की रात की कड़कती ठंड में बिजली के हीटर के सामने अपने हाथ तापते हुए।

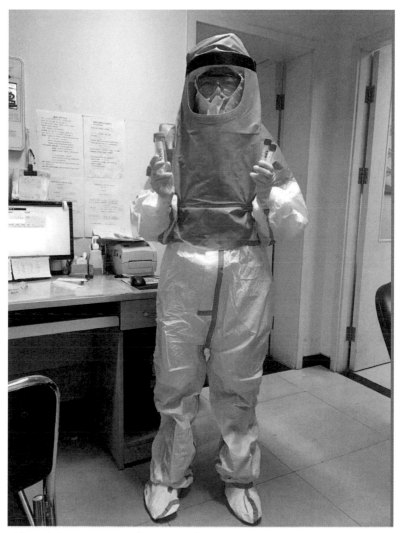

बीजिंग शिजितान अस्पताल के संक्रामक रोग विभाग की एक चिकित्साकर्मी, अपनी पूर्ण सुरक्षात्मक पोशाक में।

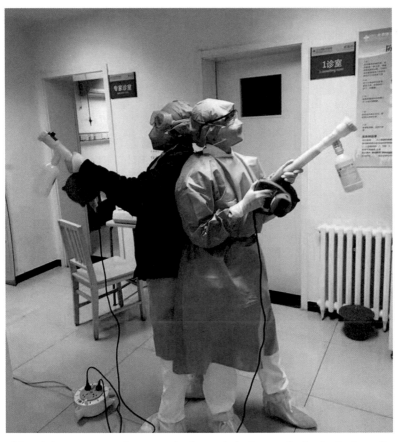

बीजिंग शिजितान अस्पताल के संक्रामक रोग विभाग के दो डॉक्टर वार्ड गलियारे को कीटाणुरहित करते हुए।

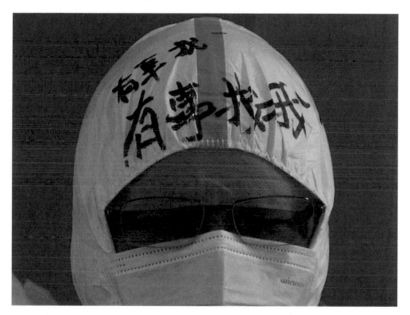

बीजिंग शिजितान अस्पताल के डॉ. डिंग शिनमिन ने अपनी रक्षात्मक पोशाक पर लिखा है, "अगर मदद की ज़रूरत हो तो मुझे बुलाएं।" मरीज़ों का निदान व उपचार करते हुए वे ध्यानपूर्वक उन्हें विषाणु प्रसार के बारे में समझाते हैं कि वह किस तरह संचारित होता है, और उन्हें धैर्य व विश्वास बनाए रखने को प्रोत्साहित करते हैं। डॉ डिंग के सुरक्षात्मक पोशाक की टोपी पर लिखे शब्द, उन्हें मरीज़ों का विश्वास जीतने में सहायक होते हैं।

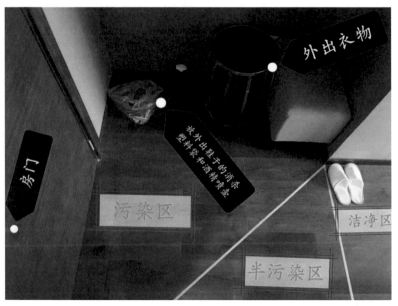

बीजिंग शीजितान अस्पताल में डॉक्टर होटल में अपने कमरे को महामारी विरोध प्रक्रिया के अनुसार अलग-अलग छोटे खण्डों में विभाजित करते हैं जिससे विषाणु को फैलने से रोका जा सके।

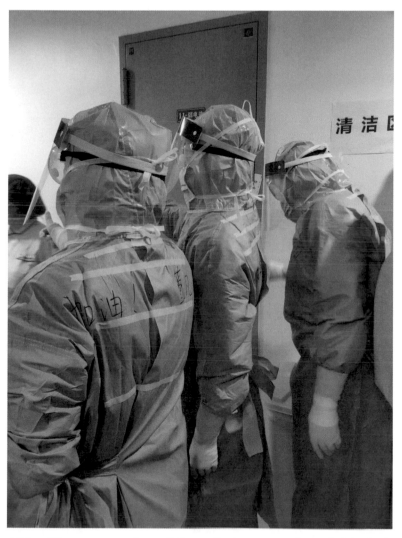

बीजिंग शीजितान अस्पताल के एक चिकित्साकर्मी की सुरक्षात्मक पोशाक में पीछे की ओर लिखा है, *"हिम्मत रखो"।*

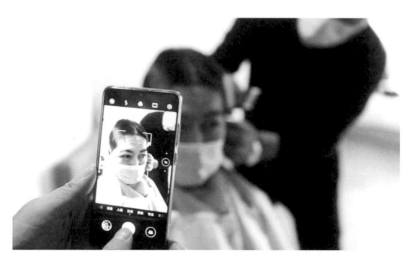

गुआंगडोंग द्वितीय प्रान्तीय सार्वजनिक अस्पताल की चिकित्सा दल की सदस्य, लू शियाओयान ने 30 साल से भी अधिक समय से रखे अपने लंबे बालों को कटवा दिया।

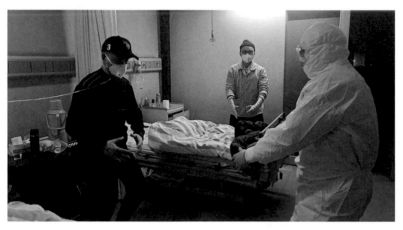

गुआंगडोंग चीनी औषधि के प्रान्तीय अस्पताल की राष्ट्रीय टीसीएम चिकित्सा दल की एक नर्स, मरीज़ों के स्वास्थ्य लाभ व उनकी रोगक्षमता बढ़ाने के लिए उन्हें अष्ट-खण्ड 'ब्रोकेड' व्यायाम सिखाते हुए।

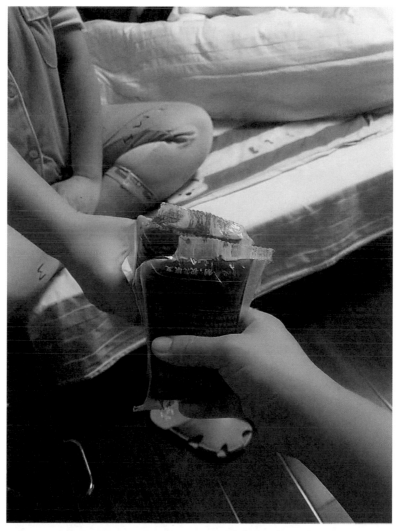

तियानजिन तृतीय केन्द्रीय अस्पताल के दो डॉक्टर, पारम्परिक जड़ी-बूटी वाले पेय पीने से पहले, एक-दूसरे की शुभकामना में थैलियों को परस्पर छुआते हुए।

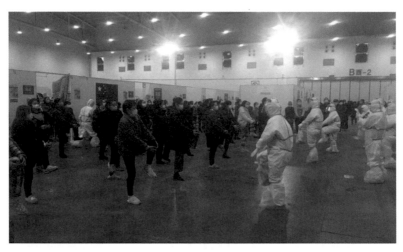

टोंगजी विश्वविद्यालय के पूर्वी अस्पताल के चिकित्सा दल के सदस्य, वूहान सेलॉन अस्थायी उपचार केन्द्र में मरीज़ों को सांस लेने के व्यायाम सिखाते हुए।

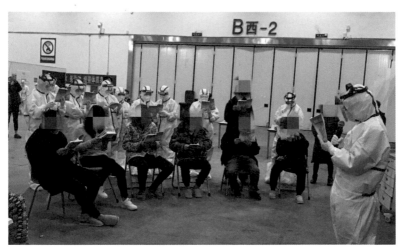

टोंगजी विश्वविद्यालय के पूर्वी अस्पताल के चिकित्सा दल के सदस्य, वूहान सेलॉन अस्थायी उपचार केन्द्र में मरीज़ों के लिए वाचन क्लब का आयोजन करते हुए।

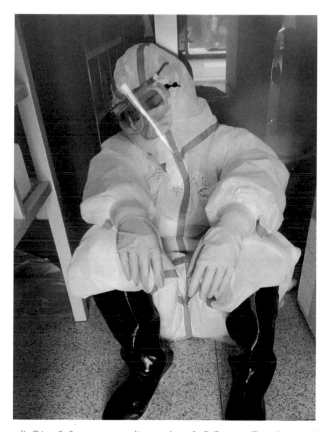

चोंगछिंग टीसीएम अस्पताल में काम से थकी चिकित्साकर्मी, जमीन पर ही बैठकर आराम के कुछ क्षणों में। सफेद पोशाकों में देवदूतों का दुनिया में सर्वाधिक प्रशंसनीय लोगों के तौर पर आदर करते हैं।

गुआंगडोंग द्वितीय प्रान्तीय सार्वजनिक अस्पताल, तियानजिन प्रथम केन्द्रीय अस्पताल, बीजिंग शिजितान अस्पताल, गुआंगडोंग चीनी औषधि का प्रान्तीय अस्पताल, तियानजिन तृतीय केन्द्रीय अस्पताल, टोंगजी विश्वविद्यालय के पूर्वी अस्पताल का चिकित्सा दल, चोंगछिंग आपातकालीन चिकित्सा केन्द्र व चोंगछिंग टीसीएम अस्पताल द्वारा योगदान।

भाग – 5

अग्रिम मोर्चे से कहानियाँ: गुमनाम योद्धाओं का आभार

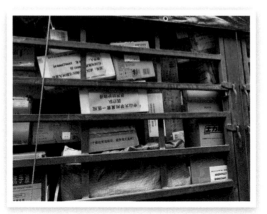

सुन यात-सेन विश्वविद्यालय के प्रथम संबद्ध अस्पताल से चिकित्सा दल हेतु सहायता सामग्री की दूसरी खेप का आगमन।

स्थान: *वूहान हैंकाओ अस्पताल*

दस्तावेजीकरण: *सुन यात-सेन विश्वविद्यालय के प्रथम संबद्ध अस्पताल से चिकित्सा दल के सदस्यों द्वारा*

बारिश हो या धूप, हमें काम पर या घर ले जाने के लिए एक वातानुकूलित बस हर समय तैयार खड़ी रहती है। जिस होटल में हम ठहरे हैं, उसके कर्मचारी हमारी ज़रूरतों को पूरा करने के लिए सदा तत्पर रहते हैं। जब ठंड बढ़ गई तो उन्होंने हमारे लिए विद्युत चालित कंबल व तेल चालित रेडियेटर तैयार रखे। इस डर से कि कमर तोड़ मेहनत के दौरान हम कुपोषण के शिकार न हो जाएं, उन्होंने हमें पोषक पेय दिये। जब इस बात का एहसास हुआ कि होटल के कमरों में धुले कपड़ों को सुखाने की जगह नहीं थी तो उन्होंने हमारे लिए कपड़े सुखाने के लिए मशीन व यहाँ तक कि कपड़े धोने के लिए साबुन भी उपलब्ध कराए।

हमें काम से लौटने में कितनी भी देर क्यों न हो जाए, होटल हमारे लिए गर्म सूप व खाना तैयार करता है। सुबह 8 बजे, होटल हमें दलिया समेत पौष्टिक नाश्ता देता है, जिसे उसने मध्यरात्रि से तैयार करना शुरू किया। गुआंगडोंग निवासियों की आहारीय आदतों को ध्यान में रखते हुए, रसोइयों ने खाने में मिर्च डालना बंद कर दिया। सैकड़ों लोगों ने चुपचाप मदद कर, वूहान के ठिठुरते जाड़ों में हमारे दिलों को गर्माहट प्रदान की। हम अक्सर मज़ाक में कहते हैं, हमारा लॉजिस्टिक सहयोग दल, विद्युत चालित कम्बलों से भी ज़्यादा गर्माहट पूर्ण था।

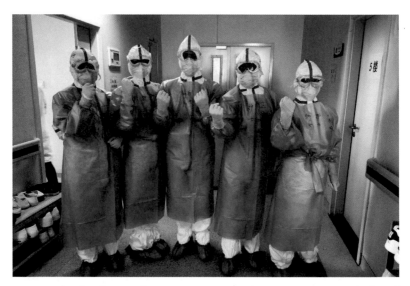

सुन यात-सेन विश्वविद्यालय के प्रथम संबद्ध अस्पताल के सदस्य, काम शुरू करने से पहले नर्सिंग दल की प्रमुख के साथ एक समूह फोटो खिंचवाते हुए।

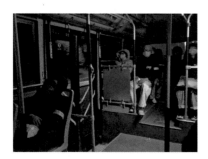

अग्रिम मोर्चे पर गुमनाम योद्धा

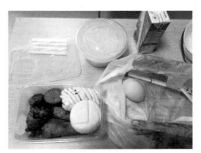

चिकित्साकर्मियों का खाना।

वूहान हैंकाओ अस्पताल में, शियाओई नामक सामान-वितरणकर्ता रोबोट (यंत्र-मानव) चिकित्साकर्मियों का उत्साह बढ़ाता है।

यह रोबोट, वूहान में कार्यरत सुन यात-सेन विश्वविद्यालय के प्रथम संबद्ध अस्पताल के चिकित्सा दल को, विश्वविद्यालय के अभिज्ञ तंत्र अभियांत्रिकी विद्यालय तथा गुआंगझाओ स्थित सैते इंटेलिजेंस कं.लि. द्वारा संयुक्त रूप से दान किया गया था। दवाइयां व भोजन वितरित करने के अलावा, चिकित्सा दल के काम का बोझ और कम करने के लिए, शियाओई मैले कपड़े व चिकित्सकीय कूड़ा भी एकत्रित कर सकता है।

यह रोबोट एक छोटे फ्रिज की तरह है व एलईडी-प्रदर्शन से युक्त है। स्व चालित तकनीक का इस्तेमाल कर, वह दरवाजे खोल सकता है, सीढ़ियां चढ़ सकता है और अवरोधों से स्वतः ही बच कर चलता है। इसके अलावा, वह स्पर-अनुस्मारक व स्वतः चार्ज होने की क्षमता से युक्त है।

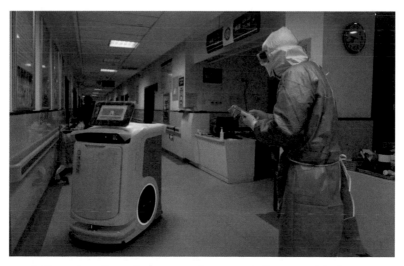

सामग्री वितरण हेतु अभिज्ञ मशीन, काम का बोझ कम करने में मददगार होती है।

वूहान में कार्यरत सुन यात-सेन विश्वविद्यालय के प्रथम संबद्ध अस्पताल के चिकित्सा दल के प्रमुख प्रो. लियु दायुए के अनुसार इस रोबोट का इस्तेमाल करना आसान है और वह स्वतंत्र रूप से नक्शे पढ़ सकता है, माहौल का जायज़ा ले सकता है, एक जगह से दूसरी जगह तक बेरोकटोक साम्रगी वितरित करने का अपना रास्ता नियोजित कर सकता है। उससे पहले, एक चिकित्साकर्मी को किसी मरीज़ को दवाई व भोजन बाँटने के लिए कम से कम 200 मीटर तक चलना पड़ता था। इस रोबोट ने चिकित्साकर्मियों को पुनरावृत्तीय कामों से मुक्ति दिलाई और उनके काम का बोझ कम किया जिससे वे मरीज़ों के उपचार पर और अधिक समय दे सकें। इस वजह से शियाओई चिकित्साकर्मियों का बड़ा चहेता बन गया है।

सुन यात-सेन विश्वविद्यालय में शोधकर्त्ताओं द्वारा अभिज्ञ सहयोग

चिकित्साकर्मियों को अग्रिम मोर्चों पर इतनी मेहनत करते देखकर, सुन यात-सेन विश्वविद्यालय के शिक्षक व विद्यार्थी उनकी कुछ मदद करना चाहते थे। अभिज्ञ यातायात तंत्र के गुआंगडोंग प्रमुख प्रयोगशाला पर निर्भर रहते हुए, सैते इंटेलिजेंस कं.लि. द्वारा निर्मित रोबोट वितरण प्रणाली के मूल्यांकन व सर्वेक्षण के लिए सुन यात-सेन विश्वविद्यालय के अभिज्ञ तंत्र अभियांत्रिकी विद्यालय ने सह-प्रोफेसर शिऔंग हुईयुआन, प्रो. हे झाओचैंग व डॉ. झौंग जिआमिंग को लेकर तुरंत एक दल आयोजित किया। कंपनी के सहयोग से इस दल ने एक चिकित्सा लॉजिस्टिक वितरक रोबोट को विकसित किया। उन्होंने हुबेई के सहायतार्थ गुआंगडोंग चिकित्सा दल के लिए स्मार्ट वितरण रोबोट प्रणाली पर एक संयुक्त कार्यकारी दल की भी स्थापना की, व्यावहारिक कार्यान्वयन योजना तैयार की तथा अनुदान, ढुलाई व अपने स्थान पर इस रोबोट तंत्र की स्थापना का कार्य पूरा किया।

सुन यात-सेन विश्वविद्यालय के प्रथम संबद्ध अस्पताल द्वारा योगदान

भाग – 6

मरीज़ों द्वारा आभारः महानतम प्रशंसा

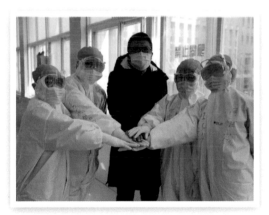

पुनः स्वस्थ मरीज़ व चिकित्साकर्मियों का समूह चित्र।

1 मार्च 2020 को चीन के 25 प्रान्त-स्तरीय क्षेत्रों में कोई अतिरिक्त पुष्टिकृत केस नहीं थे। संख्याएं बड़ी खबर थीं। साथ ही, हुबेई प्रान्त में ठीक होने वाले मरीज़ों की संख्या पहली बार इलाज ले रहे मरीज़ों से अधिक थी। इन उपलब्धियों का श्रेय चीन भर से 40,000 से अधिक चिकित्साकर्मियों को जाता है।

महामारी से लड़ते हुए उन्होंने अपने ही जीवन को खतरे में डाला और मरीज़ों को विषाणु के शिकंजों से निकालने में दिन-रात लगाकर उन्हें मौत की कगार से वापस खींचा।

अपने माता-पिता, पत्नियों, पतियों व बच्चों को पीछे छोड़, वे अग्रिम सीमा पर महामारी से लड़ते रहे। उन्होंने प्रत्येक मरीज़ का उपचार किया, देखभाल की और उन्हें दिलासा दी, और साथ ही, उन्हें स्नेह व उम्मीद दी। डॉक्टर-मरीज़ का रिश्ता, दोस्त व साथी के रिश्ते में विकसित हुआ। मरीज़ इन चिकित्साकर्मियों के प्रति अत्यंत आभारी हैं और कामना करते हैं कि वे जल्द से जल्द अपने-अपने परिवारों को लौटें तथा शांति से अपना जीवन यापन करें व सुखी रहें।

महामारी से इस लड़ाई में, डॉक्टर व मरीज़ एक साथ खड़े हैं।

"आप रोज़ मोटी-मोटी सुरक्षात्मक पोशाकें पहने रहते हैं। हालांकि मैं आपका चेहरा देख नहीं पाती हूँ, पर मैं जानती हूँ कि आप दुनिया में सर्वाधिक प्रशंसनीय लोग हैं।" शियाओगन केन्द्रीय अस्पताल के द्वितीय विलग क्षेत्र में एक मरीज़ ने चोंगछिंग टीसीएम अस्पताल के चिकित्साकर्मियों को एक खत में लिखा था।

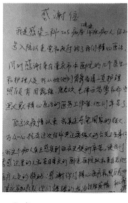
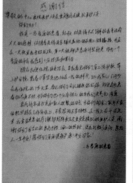

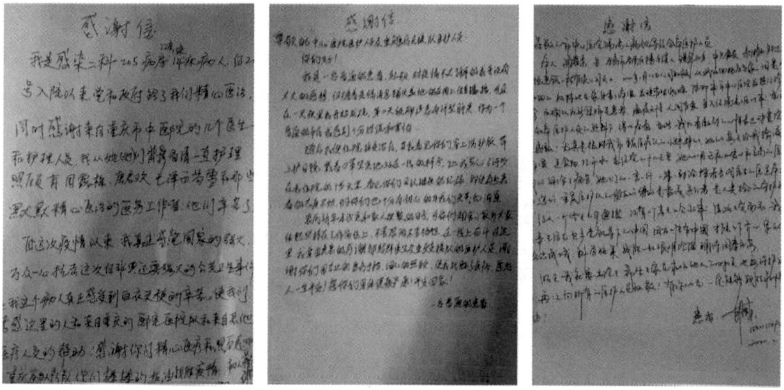

मरीज़ों द्वारा आभार-पत्र।

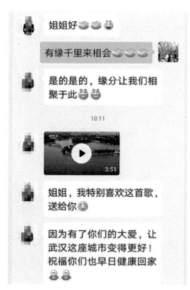

डॉक्टर के प्रति आभार व्यक्त करता एक वीडियो अंश का 'वीचैट' स्क्रीन चित्र।

16 फरवरी की सुबह, नानजिंग चिकित्सा विश्वविद्यालय के द्वितीय संबद्ध अस्पताल की प्रमुख नर्स ताओ लियानशैल को बिस्तर सं. 3 के मरीज़ से 'वीचैट' पर संदेश मिला। संदेश के साथ *फॉर हूम* गीत के वीडियो का भी लिंक दिया गया थाः "जब सब परिवार वसंत के त्यौहार के लिए मिल रहे थे, तभी तुमने घर को अलविदा कहा। मैं नहीं जानती कि तुम कौन हो, लेकिन मैं जानती हूँ कि यह आप किसके लिए कर रहे हो। आप यह वूहान के लिए और महामारी के खिलाफ लड़ाई जीतने के लिए कर रहे हो. . . .।"

ताओ को भेजे संदेश में मरीज़ ने लिखा था, "आप जो प्यार दर्शाते हो, वह वूहान को एक बेहतर शहर बनाता है। मैं उम्मीद करती हूँ कि आप जल्द से जल्द अपने घर सुरक्षित पहुँच सकोगे।" उस दिन, उस मरीज़ को अस्थायी उपचार केन्द्र में स्थानांतरित कर दिया गया। जाने से पहले उन्होंने ताओ को संदेश भेजा था।

हुबेई के सहायतार्थ शियान जियाओटोंग विश्वविद्यालय के प्रथम संबद्ध अस्पताल से चिकित्साकर्मियों को एक आभार-पत्र में लिखा था, "मेरी बीमारी ने शियान से आए चिकित्साकर्मियों को खासा परेशान किया। आप लोग कितनी मेहनत करते हो। उम्मीद है कि आप अपने को सुरक्षित रखोगे और अपने घर-परिवार को जल्द ही सुरक्षित लौटोगे।"

"उनके बेहतरीन चिकित्सा कौशल व ध्यानपूर्वक देख-रेख ने मुझे रोग से उबरने में मदद की। उनको रोज़ इतनी मेहनत करते देख मुझे खुशी हुई और

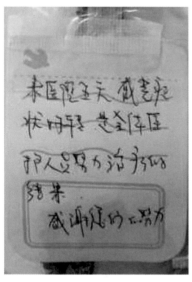 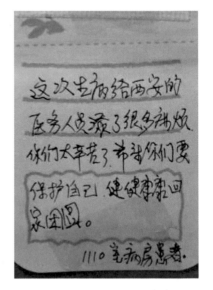

मरीज़ों द्वारा आभार-पत्र।

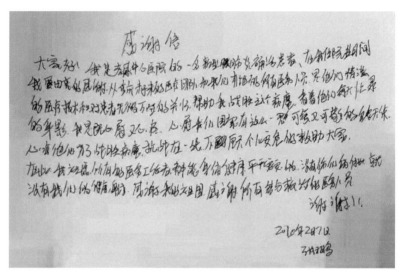

感谢信

大家好！

谢谢！！

2020年2月7日

एक मरीज़ द्वारा आभार-पत्र।

दुःख भी। खुशी इस एहसास से कि हमारे देश ने इतने प्रशंसनीय व आदरणीय 'सफेद पोशाक में देवदूत' के समूहों को पैदा किया और दुःख इसलिए कि महामारी के खिलाफ सीमा पर लड़ाई में अन्य लोगों की जान बचाने के लिए खुद अपनी जान को खतरे में डाल रहे थे। मैं कामना करती हूँ कि वे स्वस्थ व सुरक्षित रहें।"

"जब आपदा आई तो चारों दिशाओं से मदद आई। जब गैं अस्पताल में थी तो शिआओगन में कार्यरत चोंगछिंग टीसीएम अस्पताल के चिकित्साकर्मियों ने मेरा उपचार किया। मोटी-मोटी सुरक्षात्मक पोशाकों में वे रोज़ आकर हमारा रक्तचाप व शरीर का तापमान नापते, गर्म पानी लाने में हमारी मदद करते और वार्ड को कीटाणुरहित करते। वे निरन्तर मेरा हौंसला बढ़ाते जिससे रोग को मात देने में मेरा आत्मविश्वास बढ़ता। तुम अपने काम में समर्पण व परोपकार की प्रतिमूर्ति रहे। तुम्हारे सावधानीपूर्वक उपचार व निःस्वार्थ सेवा ने मुझे इस रोग

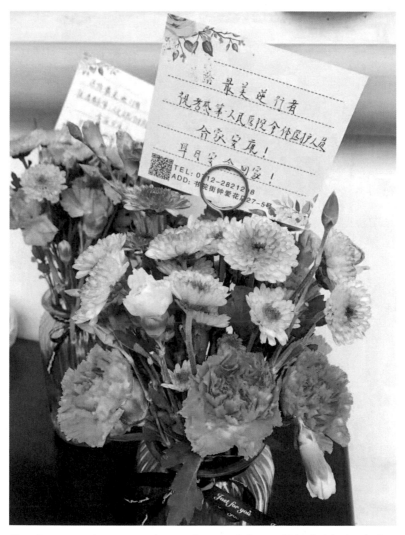

शियाओगन प्रथम लोक अस्पताल में एक मरीज़ द्वारा चिकित्साकर्मियों को भेजे नोट में लिखा है, "मुश्किलों की राह में सर्वाधिक प्रशंसनीय योद्धा।"

感谢信

尊敬的孝感市中心医院及重庆援鄂医疗队重庆中医院的全体医护人员：

你们好！感谢国家，感谢党，感谢政府，特别感谢孝感市中心医院及重庆援鄂重庆中医院的各位医护人员。在我被确诊感染上新型冠状病毒性肺炎以后，是孝感市中心医院在第一时间给我安排了住院隔离治疗，一方面，八方支援，在我住院治疗的这段日子里，是负责支援孝感的重庆中医院的医护人员在帮忙治疗，每天穿着厚厚的防护服给我们做治疗，量血压、测体温、打开水、病房消毒等，在治疗的过程中也不断的给我加油打气，让我坚定了战胜疾病的信心，是你们用自己的行动诠释了什么叫爱岗敬业，医者仁心，也正是在你们的悉心照顾和无私的帮助下，才使我可以战胜疾病，成为我们病房第二个康复出院的人，是你们证明了新型冠状病毒并不可怕，也是可以战胜的。

医者仁心，止于至善，再次感谢帮助过我的每一个人，以及在我治疗期间所接触过的每一位医护人员，正是因为你们的默默付出和无私奉献，才能使我们患者得到更好的照顾和治疗，才能使我们有信心战胜疾病，才能使我可以尽早的康复出院，虽然你们每天穿着一层层厚厚的防护服，虽然我看不到你们的面容，但是我知道，你们一定是那群最可爱，最值得尊敬的人。（特别感谢毛泽西、周露梅、肖雪、席启欢等医护人员）。

最后，我再次代表我的家人，对孝感市中心医院及重庆援鄂医疗队的所有医护人员由衷的道声：你们辛苦了，祝大家身体健康，万事如意！

中国加油！武汉加油！孝感加油！

张浩

2020.2.9

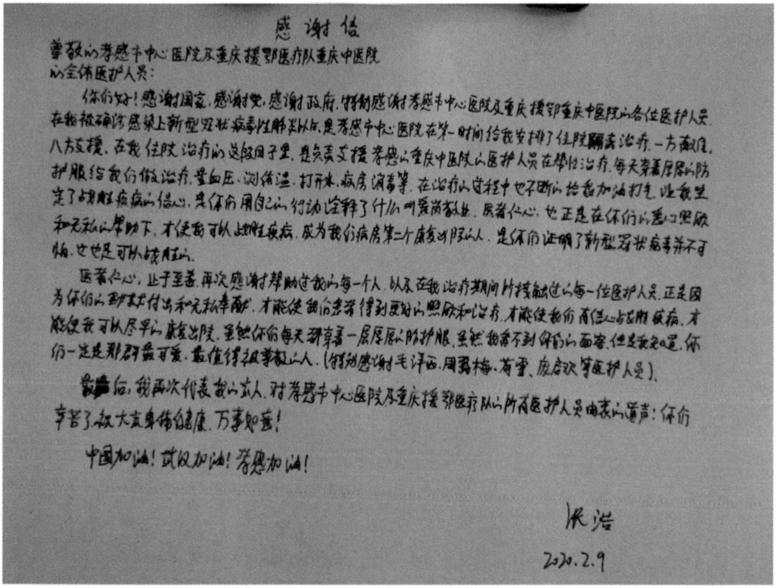

एक मरीज़ द्वारा आभार-पत्र।

को हराने की हिम्मत दी और मैं अपने वार्ड में दूसरी मरीज़ थी जो ठीक हुई। तुम्हारी कोशिशों से एहसास हुआ कि नॉवेल कोरोना विषाणु उतना खतरनाक नहीं है और उसे हराया जा सकता है।"

"मैं जानती हूँ कि महामारी की स्थिति गंभीर है। लेकिन हम एकजुट होकर लड़ें तो वह उतनी खतरनाक नहीं होगी। क्या तुम रात-दिन गेहनत करती हो? क्या तुम अपने को ठीक से सुरक्षित रख रही हो? मुझे उपहार में जितना भी पैसा मिला है, मैं तुम्हें भेंट करना चाहती हूँ ताकि तुम और खाना खरीद सको जिससे और बेहतर काम कर सको। आप ये पैसा कृपया स्वीकार करें। इस विषाणु को हराने में मैं अपना योगदान करना चाहती हूँ। आओ हम साथ मिलकर इससे लड़ें।" यह पत्र, प्राथमिक विद्यालय की एक बच्ची द्वारा हुबेई में काम कर

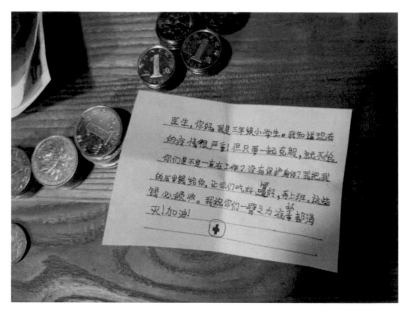

एक मरीज़ द्वारा आभार-पत्र।

रहे सुन यात-सेन विश्वविद्यालय के प्रथम संबद्ध अस्पताल के चिकित्साकर्मियों को लिखा गया था।

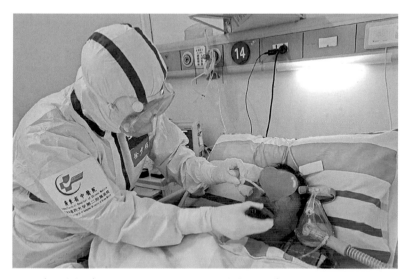

गुआंगडोंग चीनी औषध प्रान्तीय अस्पताल का एक चिकित्साकर्मी मरीज़ की दाढ़ी बनाते हुए।

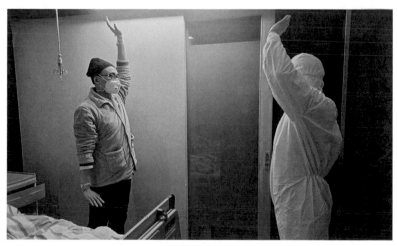

गुआंगडोंग चीनी औषध प्रान्तीय अस्पताल का एक चिकित्साकर्मी मरीज़ को अष्ठ–खण्डीय ब्रोकेड व्यायाम सिखाते हुए।

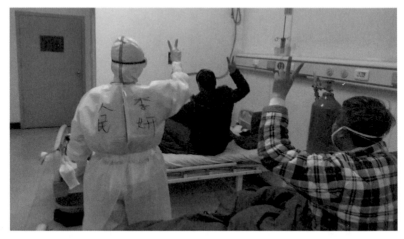

तियानजिन संघ चिकित्सा केन्द्र का एक चिकित्साकर्मी, मरीज़ों के साथ विजय संकेत करते हुए।

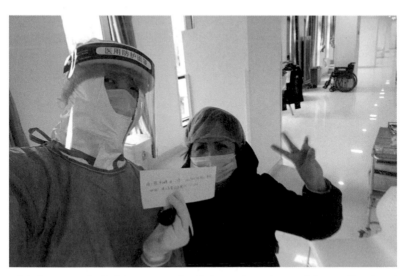

हुबेई के सहायतार्थ चोंगछिंग आपातकालीन चिकित्सा केन्द्र की एक चिकित्साकर्मी, मरीज़ से आभार-पत्र स्वीकार करते हुए।

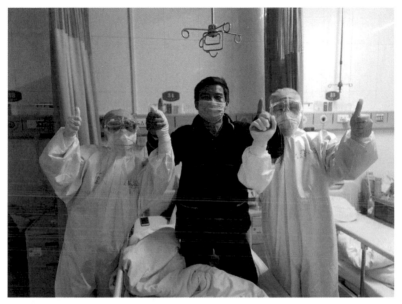

हुबेई के सहायतार्थ चोंगछिंग टीसीएम अस्तपाल के चिकित्साकर्मी, एक मरीज़ के साथ हिम्मत और खुशी प्रकट करते हुए।

चोंगछिंग टीसीएम अस्पताल, नानजिंग चिकित्सा विश्वविद्यालय का द्वितीय संबद्ध अस्पताल, शिआयोगन प्रथम लोक अस्पताल, सुन यात-सेन विश्वविद्यालय का प्रथम संबद्ध अस्पताल, शानदोंग विश्वविद्यालय का चिलू अस्पताल, गुआंगडोंग प्रान्तीय चीनी औषध अस्पताल, तियानजिन संघ चिकित्सा केन्द्र तथा चोंगछिंग आपातकालीन चिकित्सा केन्द्र द्वारा योगदान ।

उपसंहार

सीमित शिशिर, अजेय वसंत

2020 के वसंत त्यौहार के दौरान, कोविड-19 के प्रकोप ने चीनी नववर्ष की दिशा ही बदल डाली जिसकी तरंगों ने दुनिया भर में अप्रत्याशित खासा प्रभाव छोड़ा।

महामारी के खिलाफ लड़ाई में लोगों में एकजुटता व परस्पर सहयोग ने पीड़ा व हिम्मत के बीच एक पुल बांधा। कोई नहीं चाहता है कि आपदाएं आएं। लेकिन जब वे प्रहार करती हैं, तो मानवता को अपने अद्भुत लचीलेपन व शक्ति को दर्शाने का मौका मिलता है। जब महामारी उभर कर आई, तो सभी दिशाओं से मदद आने लगी, जिसने इस अभूतपूर्व लड़ाई के लिए लोगों में साहस को उजागर किया। इस महामारी से लड़ने में प्रत्येक साधारण नागरिक ने भी किसी न किसी रूप में अपनी ज़िम्मेदारी निभाई।

इस राष्ट्रव्यापी युद्ध में आम लोगों के बीच से अनगिनत योद्धा निकले। सभी ने इस लड़ाई में अपना कुछ न कुछ योगदान दिया, खासकर अग्रिम मोर्चे पर तैनात चिकित्साकर्मियों ने। सफेद परिधान में लैस, इन योद्धाओं ने दूसरों का जीवन बचाने के लिए अपने जीवन को खतरे में डाला। अनुभवी वरिष्ठ विशेषज्ञों की बगल में, 1990 के दशक में जन्मे युवा पेशेवर, हुबेई प्रान्त के सहायतार्थ

चिकित्सा दलों के मुख्य आधार रहे, जिसने चिकित्साकर्मियों की नयी पीढ़ी में ज़िम्मेदारी के गहरे एहसास का प्रदर्शन किया।

अग्रिम मोर्चों पर इन चिकित्साकर्मियों की मुश्किलों व समर्पण ने बहुत से लोगों को भावुक किया। उन दिनों के सामयिक गीत गाते व अपने काम में आत्मविश्वास दर्शाते, जियांगसु व शानदोंग प्रान्तों से आये चिकित्साकर्मी विशेषकर लोकप्रिय रहे हैं। वे इस सफलता का श्रेय महामारी से अंत तक लड़ने में सब की क्षमताओं को एकजुट करने को देते हैं जैसा कि उस गीत में भी था, "मैं नहीं जानता कि तुम कौन हो, लेकिन मैं जानता हूँ तुम यह किसके लिए कर रहे हो।" गीत की इस पंक्ति ने महामारी से लड़ने में ताकत के स्रोत और लड़ाई को जीतने के लिए आत्मविश्वास के प्रेरक को बखूबी पहचान लिया था।

"मुझे अग्रिम मोर्चे पर जाने दें।" "मैं इस लड़ाई में जुड़ने के लिए अपने को स्वयंसेवक के तौर पर प्रस्तुत करती हूँ।" "मैं एक पार्टी सदस्य हूँ, और मुझे यही करना चाहिए।" . . . .जैसे ही महामारी फूटी, देशभर से चिकित्साकर्मी मदद के लिए आगे आये। चीन के आर-पार ये दृढ़ आवाजें गूंजने लगीं, जिससे कई लोगों की आंखों में आंसू छलक आये और बहादुरी से आगे बढ़ने को प्रेरित किया।

इस प्रकोप के केन्द्र स्थल, वूहान में परिस्थिति अत्यंत गंभीर रही और कई मुश्किलों से पार पाना पड़ा। इस युद्ध में न कोई शोर था और न ही कोई धुआं।

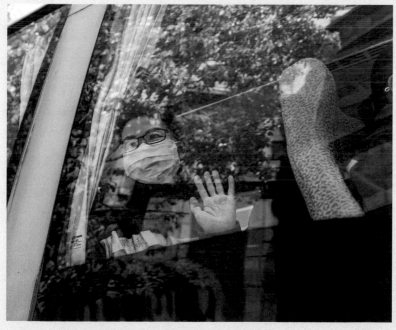

17 मार्च 2020 को वूहान शहर में अपना अभियान पूरा करने पर गानसू प्रान्त से चिकित्सा सहयोग दल का एक सदस्य स्थानीय लोगों को अलविदा करते हुए। राष्ट्रीय स्वास्थ्य आयोग के चिकित्सा प्रशासन ब्यूरो के पर्यवेक्षक, गुओ येनहोंग के अनुसार, 20 मार्च तक कुल 12,000 चिकित्साकर्मी, जिनमें से अधिकांश अस्थायी उपचार केन्द्रों व अस्पतालों में गैर-गंभीर मरीज़ों में उपचार में लगे थे, हुबेई प्रान्त से जा चुके थे। (फोटोः शू शुन/चाइना पिकटोरिया द्वारा)

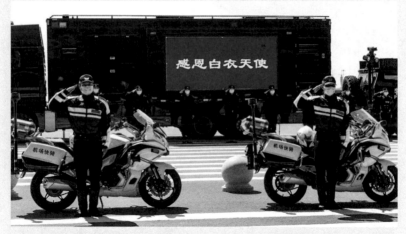

18 मार्च 2020 को हुबेई प्रान्त के वूहान शहर के पुलिस अधिकारी, चीन के अलग-अलग इलाकों से आये चिकित्सा सहयोग दलों को सलाम करते हुए, जो अपना मिशन पूरा करने के बाद शहर से विदा हो रहे थे। 17 मार्च को जियांगसु व लियाओनिंग, आदि प्रान्तों से आये 15 राष्ट्रीय आपातकालीन चिकित्सा सहयोग दलों ने अपने-अपने घरों को प्रस्थान किया। उस दोपहर, राष्ट्रीय आपातकालीन दलों के प्रस्थान से पहले, उनसे मिलने के लिए चीन की उप-प्रधानमंत्री सन चुनलान, जो कि सीपीसी के केन्द्रीय समिति के राजनैतिक ब्यूरो की सदस्य हैं और महामारी नियंत्रण हेतु केन्द्रीय संचालन समूह की प्रमुख भी हैं, वूहान के डोंगशिहू ज़िला के अस्थायी उपचार केन्द्र आईं और उनको हुबेई प्रान्त से विदा किया। तत्पश्चात, चिकित्सा सहयोग दलों ने व्यवस्थित तरीके से प्रस्थान किया। (फोटो: चेन जियान/चाइना पिक्टोरियल)

जीत के लिए कठोर संघर्ष ही एकमात्र उपाय था। आगे का रास्ता कांटों भरा था, मगर उसके बावजूद अच्छी खबरें लगातार आती रहीं —

2 फरवरी 2020 की सुबह, वूहान में हुओशैनशान अस्पताल चिकित्सकों के हवाले कर दिया गया। अस्पताल के निर्माण में मात्र दस दिन लगे, और "चीनी रफ्तार" ने दुनिया को प्रभावित किया।

5 फरवरी को, जियांघन ज़िला में वूहान अंतरराष्ट्रीय सम्मेलन व प्रदर्शन केन्द्र को वूहान में पहले अस्थायी उपचार केन्द्र में परिवर्तित किया गया।

8 फरवरी को, वूहान में हुओशैनशान अस्पताल ने मरीज़ों को भर्ती करना शुरू किया।

19 फरवरी को हुबेई में अस्तपालों से कुल 1209 मरीज़ों की छुट्टी की गई, जिससे प्रान्त में पुनः स्वस्थ मरीज़ों की कुल संख्या 10,000 से पार हुई।

1 मार्च को, वूहान के चियाओकू ज़िला में वूती अस्थायी उपचार केन्द्र से 34 मरीज़ों का अंतिम समूह ठीक होकर निकला और यह शहर में पहला अस्थायी उपचार केन्द्र था जो औपचारिक तौर पर बंद किया गया।

उसी दिन, हुबेई में ठीक होने वाले मरीज़ों की दैनिक संख्या पिछले लगातार 11 दिनों के दैनिक पुष्टिकृत मरीज़ों की संख्या से ज़्यादा थी।

जैसे जैसे अधिक से अधिक मरीज़ ठीक होते गए, अन्तिम विजय व वसंत दोनों क्षितिज पर नज़र आने लगे।

शुरू से लेकर अंत तक, बहादुर चिकित्साकर्मी जिन्होंने अपने जीवन को जोखिम में डाला, वे इस युग के महानतम योद्धा रहे हैं। इस जानलेवा विषाणु के वैश्विक प्रसार को देखते हुए, इन चिकित्साकर्मियों की निःस्वार्थ सेवा और भी उल्लेखनीय व प्रभावशाली हो जाती है। उन्होंने इस महामारी से लड़ने के लिए लोगों में अपनी क्षमताओं को एकजुट करने को प्रेरित किया। लोग व देश उनके योगदान को कभी नहीं भूलेंगे। उनकी प्रतिष्ठा में, एक कविता लिखी गई[1] –

जब विजय दिवस आएगा,
फूलों से सजा विजय का मेहराब
आपका स्वागत करेगा।

---

1. झोउ योंगबो की कविता का अंश, *'जब विजय दिवस आएगा: महामारी विरोधी शूरवीरों को शत शत नमन'*, मार्च 2020।

संकट की राह में खड़े हमारे योद्धा,
उम्मीद है अपनी सुरक्षात्मक पोशाकें उतारेंगे,
इस लंबी यात्रा में जमी धूल को झाड़ेंगे
और निश्चिंत आराम करेंगे,
हौले से मिटाते हुए
अतीत की पीड़ा।

जब विजय दिवस आएगा,
हम कभी नहीं भूलेंगे
और भूल भी नहीं सकते
योद्धाओं को जिन्होंने
अपने जीवन का उत्सर्ग किया
इस रोग से लड़ने में।
उनके कभी संपन्न रहे जीवन
और उनके चेहरों पर मुस्कराहटें
इतिहास में सदा के लिए दर्ज हो चुकी हैं
चमकते सितारों की तरह।

जब विजय दिवस आएगा,
हम तुम्हें सलाम करेंगे,
अपने उच्चत्तम गौरव सम्मान से।
तुम अपना पसीना, खून, विवेक
यहाँ तक कि अपना जीवन
समर्पित करते हो
औरों को बचाने के लिए
तुम बोते हो बीज असीम प्रेम के
चीन की मिट्टी में।

जब विजय दिवस आएगा
तुम अपने परिवारों में पुनः जा मिलोगे।
गर्म पानी से स्नान करोगे,
बड़े कटोरे में गर्मागर्म नूडल का आहार करोगे. . . .
तुमने इस दुनिया को अपने हाथों व प्रेम से सुरक्षित किया
दुनिया वही प्रेम तुम्हें लौटाएगी
तुम्हारे दिलों को ऊष्मा से भरने के लिए

जब विजय दिवस आएगा,
पूरे देश में हाथ परस्पर जुड़ेंगे
एक परिवार की तरह साथ खड़े, ह्रदय से ह्रदय
धूप व बारिश के स्वागत में,
एकजुट मुश्किलों से पार पाते
और साथ काम करेंगे
अपनी मातृभूमि के
एक उज्ज्वल भविष्य के लिए

निःसंदेह, कोई भी रात, सुबह के आगमन को रोक नहीं सकती। कोई तूफान, सूर्य को सदा ढक नहीं सकता। कोई भी महामारी, चीन के लोगों को हरा नहीं सकती। कोविड-19 का अंधकारमय आकाश जल्दी ही सुबह की किरणों के रास्ते से हट जाएगा।

जब सुबह आएगी, हम अधिक उम्मीद से आगे कदम बढ़ायेंगे।

उत्तर-शब्द

संपादकों, अनुवादकों व सज्जाकारों द्वारा दो महीनों के अथक प्रयासों के बाद यह किताब अब छपने को तैयार है। अब, जब हम इसे अंतिम स्वरूप दे रहे हैं तो खुशखबरी आ रही है कि देश भर से आये कुछ चिकित्सा सहयोग दल, वूहान और हुबेई प्रान्त के अन्य इलाकों से अपना मिशन-कार्य पूरा करने के बाद अपने-अपने घरों को लौटने लगे हैं।

इस बीच कई फोटो व वीडियो जारी हुए हैं जिनमें हुबेई के विभिन्न इलाकों में सरकारें व लोग, चिकित्साकर्मियों को, जिन्होंने अग्रिम मोर्चों पर लोगों के जीवन बचाए, उन्हें पूर्ण आभार के साथ विदाई दे रहे हैं। स्थानीय लोग सड़कों पर एकत्रित, चिकित्साकर्मियों को ले जा रही बसों को विदा कर रहे हैं। ईझाओ शहर में, एक अधेड़ व्यक्ति ने हाथ में राष्ट्रीय झण्डा लिये चीन में आदर के सर्वोत्कृष्ट स्वरूप घुटनों के बल झुक कर चिकित्साकर्मियों को सलाम किया। उस व्यक्ति के कुल 11 रिश्तेदार कोविड-19 से संक्रमित हुए थे और जो गुइझोऊ प्रान्त के चिकित्सा दल द्वारा उपचार व देखभाल से ठीक हुए। अपने परिवार को एक दूसरा जीवन देने के लिए, वह चिकित्साकर्मियों के प्रति अपना सद्भावपूर्ण आभार व्यक्त करना चाहता था।

जब उन चिकित्साकर्मियों ने हुबेई से प्रस्थान किया तो पुलिस बल अनुरक्षक के तौर पर उनके साथ चला। पुलिस व वूहान के टैक्सी चालकों का एक काफिला, ज़ोर-ज़ोर से भोंपू बजाते हुए, बसों को 40 किलोमीटर दूर शहर के पार एक्सप्रेस-वे के मुहाने तक छोड़ने गये। उत्तर-पूर्वी चीन के जीलिन प्रान्त के चांगचुन शहर ने लौटते चिकित्साकर्मियों को लेने के लिए 50 हौंगछी लिमोज़ीन (महंगी लम्बी कार) भेजीं। सड़कों के किनारे कतार में खड़े स्थानीय लोग "सफेद परिधानों में नायकों" के स्वागत में, आंखों में आंसू व हाथों में फूल लिए हुए ज़ोर-ज़ोर से उद्घोष कर रहे थे। स्थानीय सरकारों ने उनकी वापसी के स्वागत में सामान्य लेकिन गरिमापूर्ण समारोह आयोजित किये।

ऐसे दृश्यों से, पिछले दो महीनों से चीन के आकाश पर मंडरा रहे काले, उदास बादल छंटने लगे।

वर्तमान में, हुबेई में महामारी को लेकर परिस्थिति बेहतर हुई है। हालांकि विषाणु को फैलने से रोकने के प्रयास जारी हैं, चीन के अधिकांश इलाकों में काम व उत्पादन धीरे-धीरे फिर से शुरू हो गया है और लोगों का जीवन सामान्य होता जा रहा है। महामारी नियंत्रण व इसके प्रसार को रोकने में संपूर्ण संसाधनों को लगाने से परिस्थिति में निरंतर प्रगति और जीवन व उत्पादन की पुनः गति पकड़ने से चीनी जनता महामारी के विरुद्ध लड़ाई में अपने विजय को लेकर आश्वस्त है। वैसे, महामारी पर नियंत्रण व रोकथाम के लिए चीन अभी भी कठोर उपाय सख्ती से लागू किये हुए है। हुबेई और वूहान में विशेषकर मरीज़ों

का उपचार, समुदाय में महामारी नियंत्रण व पूरे स्वास्थ्य लाभ को लेकर अभी भी काफी दबाव है। अन्य क्षेत्रों में लोगों के बढ़ते प्रवाह व जमावड़े ने महामारी के पुनः लौटने का खतरा बढ़ा दिया है। चीन के बाहर, विषाणु के तेज़ी से फैलने से, आयातित संक्रमण की घटनाएं बढ़ रही हैं। कई चिकित्साकर्मी अभी भी सर्वाधिक जोखिम भरे अग्रिम मोर्चों पर काम कर रहे हैं और जबरदस्त दबाव का सामना कर रहे हैं।

महामारी के लिए सीमाओं की कोई रुकावट नहीं होती और उससे निपटने के लिए सघन वैश्विक प्रयासों की ज़रूरत है। कोविड–19 आज भी दुनिया भर में तेज़ी से फैल रहा है और कुछ देश तो अब बढ़ते प्रकोप को झेल रहे हैं। घरेलू स्तर पर, चीन द्वारा महामारी पर नियंत्रण व रोकथाम के प्रयास जारी तो हैं ही, साथ ही चीन महामारी से लड़ने में अंतरराष्ट्रीय सहयोग को बढ़ाने हेतु अपने उपचार के अनुभव दूसरों से साझा कर रहा है तथा विशेषज्ञों के दल भेज कर तथा औषधीय व रक्षात्मक आपूर्ति से मदद की हरसंभव कोशिश कर रहा है। एक ओर यह सुनिश्चित करते हुए कि कोविड–19 के खिलाफ उसकी घरेलू लड़ाई अंतिम विजय की ओर अग्रसर रहे, चीन ने चिकित्सा सहयोग दल इटली, ईरान व इराक समेत कई देशों में भेजे हैं। शंघाई, गुआंगडोंग व सिचुआन से चीनी चिकित्सा विशेषज्ञ, महामारी के खिलाफ वैश्विक युद्ध में अपना योगदान दे रहे हैं। अंतरराष्ट्रीय समुदाय को विषाणु से लड़ने में मदद के लिए चीन ने कई देशों को महामारी विरोधी आपूर्तियां, जैसे नाभिक अम्ल जांच किट उपलब्ध कराईं हैं।

चीनी चिकित्साकर्मी वैश्विक मोर्चे पर विषाणु से लड़ने की चुनौती स्वीकार कर के एक बार फिर आगे आये। वे "सफेद पोशाक में देवदूत" ही नहीं बल्कि अंतरराष्ट्रीय स्तर पर जीवन रेखा व मित्रता के संदेशवाहक हैं। इस महामारी के सामने कोई भी देश, क्षेत्र, जातीय समूह या व्यक्ति किसी भी द्वीप पर अकेला नहीं छूटना चाहिए – समस्त मानव जाति एक साझा भविष्य वाले समुदाय के रूप में प्रकट हो रही है।

हुबेई में कोविड-19 के खिलाफ लड़ाई में चीनी चिकित्साकर्मियों ने प्राथमिक विजय हासिल कर ली है। हमें विश्वास है कि महामारी के विरुद्ध वैश्विक युद्ध में वे अन्य देशों का सहयोग करने के अपने मिशन में भी सफलता हासिल करेंगे। हम बड़ी उत्सुकता से उनके विजयी होकर लौटने का इंतजार करेंगे।

चाइना पिक्टोरियल प्रेस
मार्च 2020

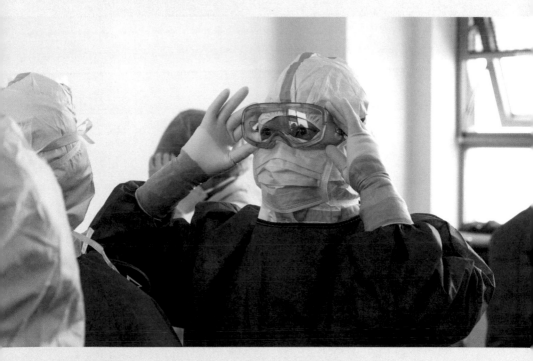

आवरण कथा
पीकिंग विश्वविद्यालय के लोक अस्पताल के चिकित्सा सहयोग दल के आठवें नर्सिंग समूह की नर्सें, काम से पहले अपनी रक्षात्मक पोशाक पहनते हुए। (चित्रः चेन जियान/चाइना पिक्टोरियल)